Bischoff/Schönfeld

Kodierleitfaden für die Pneumologie 2017

Kodierleitfaden für die Pneumologie 2017

Medizinische Dokumentation von Diagnosen und Leistungen

von

Dr. Helge Bischoff

Dr. Nicolas Schönfeld

14. Auflage 2017

medhochzwei

Anschrift der Autoren:
Dr. Helge Bischoff
Thoraxklinik Heidelberg gGmbH
Röntgenstr. 1
69126 Heidelberg
Tel. (06221) 396-1304
E-Mail: Helge.Bischoff@med.uni-heidelberg.de

Dr. Nicolas Schönfeld
Lungenklinik Heckeshorn
HELIOS Klinikum Emil von Behring
Walterhöferstr. 11
14165 Berlin
Tel. (030) 8102-2776
E-Mail: Schoenfeld.Berlin@t-online.de

Bibliografische Information der Deutschen Nationalbibliothek
Die Deutsche Nationalbibliothek verzeichnet diese Publikation in der Deutschen Nationalbibliografie; detaillierte bibliografische Daten sind im Internet über http://dnb.d-nb.de abrufbar.

Bei der Herstellung des Werkes haben wir uns zukunftsbewusst für umweltverträgliche und wiederverwertbare Materialien entschieden. Der Inhalt ist auf elementar chlorfreiem Papier gedruckt.

ISBN 978-3-86216-317-5

www.medhochzwei-verlag.de

Satz: Reemers Publishing Services GmbH, Krefeld
Umschlaggestaltung: Wachter Kommunikationsdesign, St. Martin
Titelbild: Florian Augistin/Shutterstock.com
Druck: M. P. Media-Print Informationstechnologie GmbH, Paderborn

Vorwort zur vierzehnten Auflage

Liebe Kolleginnen und Kollegen, liebe Leser,

die Resonanz auf die Herausgabe der vorangegangenen Auflagen des Kodierleitfadens war so groß, dass wir Ihnen zum Jahresbeginn 2017 mit Freude, Dank und dem Gefühl einer Verpflichtung eine aktualisierte vierzehnte Auflage des Ratgebers präsentieren.

Bereits in den vergangenen Jahren haben zahlreiche niedergelassene Kolleginnen und Kollegen sowie der Bundesverband der Pneumologen reges Interesse gezeigt, erklärbar aus der Änderung der Vergütungsregelung mit einem morbiditätsorientierten Ansatz, für die die Angabe Behandlungsdiagnosen ebenso große Bedeutung erlangen werden, wie in den Krankenhäusern. Dies gilt auch weiterhin trotz des derzeitigen Moratoriums des ambulanten Kodierens.

Während in den Anfangsjahren des DRG Systems mit Blick auf die hohe Komplexität der Deutschen Kodierrichtlinien jeweils eine umfassendere Überarbeitung durch die Selbstverwaltung erfolgt ist, wurden für 2017 lediglich kleinere Änderungen vorgenommen. Sie dienten primär der Verschlankung im Sinne einer Beschränkung auf ausdrücklich durch die Deutschen Kodierrichtlinien zu regelnde Sachverhalte. Ziel war es, grundsätzliche Sachverhalte möglichst fachübergreifend in den Allgemeinen Kodierrichtlinien zu regeln. Dadurch gelang es erneut, die Zahl der Speziellen Kodierrichtlinien zu reduzieren. In geringerem Umfang wurden inhaltliche Änderungen der Kodierrichtlinien vorgenommen. Durch die Verschlankung der Kodierrichtlinien und den Verzicht auf Redundanz ist es jedoch umso wichtiger geworden, auf die Originaltexte in ICD und OPS zurückzugreifen, um eventuelle Inklusiva und Exklusiva nicht zu übersehen.

Ergänzt wurden die ICD- und OPS Änderungen.

Wir danken allen Lesern für ihre wertvollen Hinweise und sind auch zukünftig auf Ihre Anregung und Kritik für kommende Aktualisierungen angewiesen.

Weiterhin viel Erfolg!

Heidelberg,
Berlin im Januar 2017 Helge Bischoff und Nicolas Schönfeld

Inhaltsverzeichnis

1 Einleitung

Der vorliegende Band soll Ärztinnen, Ärzte und andere Kodierende darin unterstützen, Diagnosen, Prozeduren und weitere Merkmale ihrer behandelten Patienten korrekt und vollständig zu kodieren, um eine zutreffende Einordnung in das DRG-System zu gewährleisten. Der Kodierleitfaden wurde auf Basis der Allgemeinen und Speziellen Deutschen Kodierrichtlinien (DKR), Version 2017, der ICD-10-GM, Version 2017, und des OPS, Version 2017, erstellt. Da es nach dem ICD-10-GM geringe Unterschiede zwischen der Kodierung von Diagnosen für stationäre Fälle und ambulante Fälle gibt, ist ein eigener Abschnitt (3.5.1) den Besonderheiten der Verschlüsselung von Diagnosen ambulanter Fälle gewidmet. Ansonsten beziehen sich die Ausführungen im Kodierleitfaden auf den Krankenhausbereich.

DRGs (Diagnosis Related Groups) sind diagnosebezogene und kostenhomogene Fallgruppen, die zur Einordnung von Patienten in einem Entgeltsystem verwendet werden. Grundlage hierfür sind die nach ICD-10-GM verschlüsselten Diagnosen sowie nach der deutschen Prozedurenklassifikation OPS kodierten Leistungen. Die Kombination von kodierten Entlassungshauptdiagnosen und verschlüsselten (Leistungs)-prozeduren führt zur Einordnung in eine von 23 verschiedenen Hauptdiagnosegruppen (MDC) bzw. eine Prä-MDC oder eine Fehler-DRG bzw. sonstige DRG. Dies ist die Basis-DRG.

Innerhalb der Basis-DRGs gibt es verschiedene Schweregradstufen, die hauptsächlich unter Berücksichtigung der kodierten Nebendiagnosen (und Komplikationen) zugeordnet werden. Leider immer häufiger werden auch die Prozeduren im DRG-System gruppierungs- bzw. erlösrelevant. Über Diagnosen und Prozeduren werden die letztlich abrechenbaren DRGs ermittelt.

Abb. 1: Ein Patient mit Lungenkarzinom und Hämoptysen wird zur Chemotherapie aufgenommen. Es besteht u. a. eine chronisch obstruktive Lungenerkrankung, Nebennieren- und Lymphknotenmetastasierung

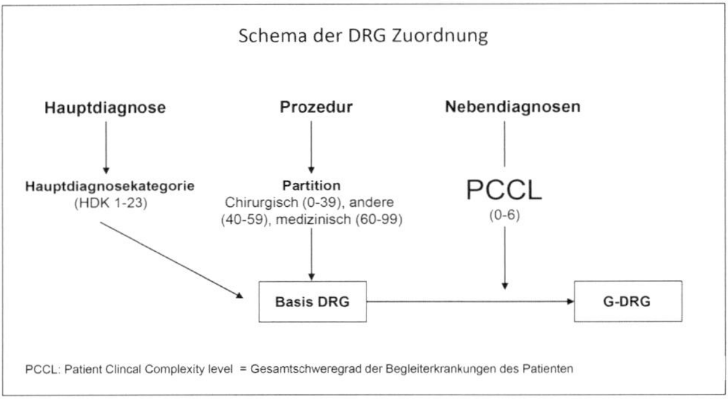

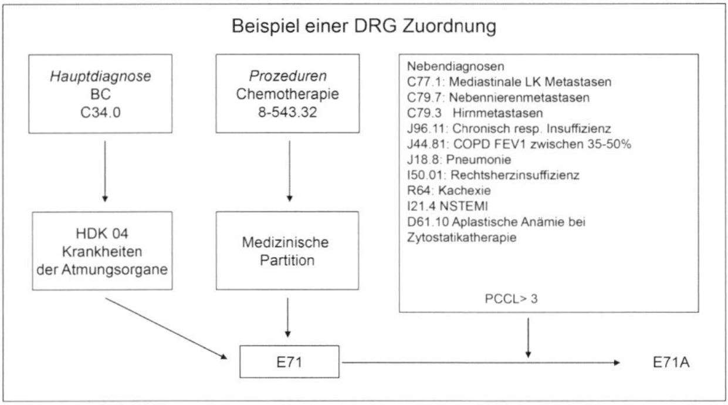

Für jede abrechenbare DRG wird eine ökonomische Bewertung (Relativgewicht) durch das InEK (Institut für das Entgeltsystem im Krankenhaus) festgelegt, die dem durchschnittlichen finanziellen Aufwand zur Behandlung von Patienten in dieser Fallgruppe entsprechen soll. Die Summe der Relativgewichte aller Fälle einer Klinik in einem zu betrachtenden Zeitraum ergibt den sogenannten Casemix, welcher den gesamtökonomischen Aufwand innerhalb der Klinik widerspiegeln soll. Der Casemix geteilt durch die zu Grunde liegende Anzahl der behandelten Fälle ergibt den Casemix-Index. Durch diesen Casemix-Index sollen Abteilungen oder Krankenhäuser teilweise besser miteinander verglichen werden können. Die Abbildungsgenauigkeit, aber auch Komplexität hat in 2017 wiederum zugenommen.

Aus diesen Ausführungen folgt, dass die korrekte und vollständige Kodierung von Diagnosen und Prozeduren die hauptsächliche Grundlage für die adäquate Eingruppierung eines behandelten Patienten im DRG-System ist. Man kann daher formulieren, dass mit der Kodierung die Rechnung geschrieben wird, da sich der Fallerlös direkt aus dem Ergebnis der richtigen Zuordnung in die entsprechende Fallgruppe ergibt. Die Darstellung einer Klinik oder einer Abteilung mit Hilfe der DRGs wird aber nicht nur zur Grundlage der Erlöse, sondern auch zur Basis für die inhaltliche Abbildung des Leistungs- und Schweregradspektrums.

Um dies in angemessener Weise umzusetzen, muss der Kodierqualität innerhalb des Krankenhauses breite Aufmerksamkeit geschenkt werden. Nicht dokumentierte bzw. verschlüsselte Diagnosen und Leistungen führen zur „Unterdokumentation", die eine Eingruppierung in eine schlechter bewertete Fallgruppe bewirken kann und sind mit nicht erbrachten Leistungen gleichzusetzen. Ebenso ist eine „Überkodierung" („Upcoding") zu vermeiden. Dies liegt z. B. vor, wenn Diagnosen ohne erhöhten diagnostischen, pflegerischen oder Betreuungsaufwand als Nebendiagnosen verschlüsselt werden. Somit können solche Leistungsdaten nicht erlösrelevant werden, denn nur noch der behandelte und abschließend korrekt kodierte Fall ist fortan die wesentliche Steuerungsgröße zur Finanzierung von Krankenhäusern. Das belegte Bett ist für die Abrechnung nicht mehr relevant.

Der vorliegende Band stellt einen praxisbezogenen und kommentierten Auszug aus den Klassifikationssystemen und Kodierregeln in Bezug auf unser Fachgebiet, die Pneumologie, dar. Er entbindet nicht von einer Kenntnis der allgemeinen und speziellen deutschen Kodierrichtlinien sowie von ICD-10-GM und OPS in der jeweils gültigen Version als Grundlage der Verschlüsselung.

Der Band gibt ohne Gewähr die wesentlichen Kodierregeln für das Fachgebiet wieder und kann nicht das Studium der Klassifikationssysteme und Regeln ersetzen. Um das individuelle Behandlungsspektrum einer einzelnen Klinik oder Abteilung korrekt abzubilden, ist es darüber hinaus sehr zu empfehlen, die vorliegenden fachgebietsbezogenen Regeln abteilungsspezifisch zu erweitern.

Die Diagnoseklassifikation ist im höchsten und spezifischen Detaillierungsgrad auszuschöpfen. Unspezifische Diagnosen (z. B. nicht näher bezeichnet, ohne nähere Angaben etc.) sollen möglichst vermieden und durch spezifische Diagnosen, die das Krankheitsbild des Patienten am besten beschreiben, ersetzt werden. Die Weiterentwicklung der Kodierrichtlinien und die zunehmende Differenzierung der Klassifikationssysteme haben dabei gezeigt, dass deren Pflege ein sehr dynamischer Prozess ist, mit dem alle Kodierenden Schritt halten müssen, und natürlich auch Ratgeber wie der Kodierleitfaden. Da sich dieser Prozess fortsetzen wird, bitten die Autoren um konstruktive Rückmeldungen, die eine vermutlich jährlich erforderliche Aktualisierung bzw. Erweiterung des Leitfadens zum Vorteil aller Benutzer unterstützen können.

Auf den Internetseiten http://www.G-DRG.de und http://www.DIMDI.de findet der Leser neueste Ergänzungen und die jeweils aktuelle Fassung zu den Deutschen Kodierrichtlinien. Zu Streitfällen der Kodierung existiert ein Register mit Kodierempfehlungen des MDK Spitzenverbandes MDS. Diese ist unter www.mdk.de in der jeweils aktuellen Form nachzulesen. Die dortigen Angaben sind allerdings nicht als verbindlich anzusehen, sie stellen die Position des MDK dar. Die Kodierempfehlungen des MDK werden durch den Fachausschuss für ordnungsgemäße Kodierung und Abrechnung (FoKA) der Deutschen Gesellschaft für Medizincontrolling (DGfM) kommentiert. Der FoKA ist ein Ausschuss von Mitgliedern dieser Gesellschaft. Er umfasst zurzeit ca. 40 Personen und ist bundesweit organisiert. Mit der Installation des Fachausschusses nutzt die DGfM die Kompetenz ihrer Mitglieder, um Kodierempfehlungen für die „klassischen Kodierprobleme" zu erstellen. Selbstverständlich stellen auch diese Kodierempfehlungen keine rechtsverbindlichen Vorgaben dar. Eine Übersicht über die Kommentare findet sich unter: http://foka.medizincontroller.de.

Ziel dieses Leitfadens war es, gemeinsam die Regeln so zu gestalten, dass sie leicht verständlich sind und jedem Kodierenden ermöglichen, mit überschaubarem Aufwand die Fälle optimal und in Übereinstimmung mit den Kodierrichtlinien zu verschlüsseln. Der eingerückte Text gibt Beispiele an. Zusätzlich enthalten sind Listen der im Fachgebiet häufig vorkommenden Haupt- und Nebendiagnosen sowie der typischen Prozeduren. Die Listen sind lediglich als Hilfestellung gedacht und erheben keinen Anspruch auf Vollständigkeit. In einigen Fällen wird das Nachschlagen in den ausführlichen Klassifikationssystemen nicht zu verhindern sein. Der Gebrauch der Listen entbindet den kodierenden Arzt auch nicht von seiner Verantwortung für eine korrekte Verschlüsselung.

Es sei darauf hingewiesen, dass die erheblich gestiegenen Anforderungen an die Kodierqualität mit Einführung der DRGs nicht ausschließlich Abrechnungszwecken dienen müssen. Im praktischen Kodieralltag trägt die stärkere Formalisierung von Diagnosen und Prozeduren auch zur nosologischen und medizinischen Präzisierung bei. Es gibt bereits Ansätze, diese Daten auch zu Zwecken der Qualitätssicherung und zum Benchmarking zu verwenden. Die entstehende Transparenz der verbrauchten Ressourcen hat inzwischen eine breite Diskussion über klinische Behandlungspfade ausgelöst, die auf eine leitliniengerechte Festschreibung des medizinisch und ökonomisch Notwendigen ausgerichtet sind. Insofern sollte die vermehrte Basisarbeit des Kodierens nicht nur als Last, sondern auch als Chance begriffen werden. Die Rückführung eines Teils der betriebswirtschaftlichen Verantwortung in die Berufsgruppe der Ärztinnen und Ärzte kann ebenfalls sehr produktiv genutzt werden.

2 DRG-Kenngrößen

2.1 Bewertungsrelation

Jeder Fallgruppe (DRG) ist eine Bewertungsrelation (Relativgewicht oder auch Kostengewicht) zugeordnet, die den durchschnittlichen finanziellen Aufwand für die Fälle dieser Fallgruppe widerspiegeln soll.

2.2 PCCL

Der Patient Clinical Complexity Level (PCCL) ist der auf Basis der dokumentierten und kodierten Nebendiagnosen ermittelte Fallschweregrad. Er kann Werte zwischen 0 und 6 einnehmen.

2.3 Casemix

Aus der Addition der Relativgewichte aller Fälle, die innerhalb eines bestimmten Zeitraum in einer Klinik oder Abteilung behandelt und verschlüsselt wurden, ergibt sich der Casemix, der den ökonomischen Aufwand innerhalb der Klinik widerspiegeln soll.

2.4 Casemix-Index

Der Casemix geteilt durch die zu Grunde liegende Anzahl der behandelten Fälle ergibt den Casemix-Index (CMI). Durch den CMI können Krankenhäuser teilweise direkt miteinander verglichen werden. Das Krankenhaus mit dem höheren Casemix-Index hat im Mittel den höheren Aufwand. Für den Vergleich von Abteilungen innerhalb eines Krankenhauses hat der Casemix-Index nur eine begrenzte Aussagekraft, da z. B. nur die Hälfte aller DRGs nach Schweregraden unterteilt ist.

2.5 Aufgabenverteilung bei der Dokumentation

Die Verantwortung für die Dokumentation der Diagnosen und Prozeduren liegt bei dem behandelnden Arzt. Die Dokumentation erfolgt am besten in direktem Zusammenhang mit der Behandlung, damit keine Informationen verloren gehen. In vielen Häusern erfolgt dies nach dem Prinzip der dezentralen Verschlüsselung, bei dem die jeweiligen Leistungserbringer selbst „vor Ort" verschlüsseln – einschließlich konsiliarisch erbrachter Leistungen – und am Ende die Datensätze möglichst unter Einsatz einer elektronischen Datenverarbeitung zusammen geführt werden. Andere Vorgehensweisen (z. B. durch Einbeziehung klinischer Kodierfachkräfte) bieten eine ergänzende Möglichkeit zur sinnvollen und effektiven Kodierung und spielen auch unter dem Gesichtspunkt der Entlastung der Ärzte von Kodiertätigkeiten eine zunehmende Rolle.

Für die Kodierung müssen alle Informationen herangezogen werden, die während des stationären Aufenthaltes und auch noch nach dem stationären Aufenthalt, z. B. Histologie, gesammelt wurden. Unklar ist, wo hier die zeitliche Grenze gezogen wird. Nach den gesetzlichen Vorgaben sind 3 Arbeitstage nach Entlassung die kompletten Daten an die Kostenträger zu übermitteln. Ob eine Stornierung und Neuabrechnung bei später eingehenden Befunden notwendig ist, geht aus den amtlichen Kodierrichtlinien nicht hervor. In jedem Fall sind aber nur solche Befunde zu berücksichtigen, die den zu Grunde liegenden Krankenhausaufenthalt betreffen. Wird z. B. in einem anderen Krankenhaus oder während eines nachfolgenden Aufenthaltes eine andere Diagnose gestellt, so hat dies für den vorangegangenen Fall keine Konsequenz. Dabei ist strikt darauf zu achten, dass sich die kodierten Diagnosen und Prozeduren auch anhand von Befunden, Berichten oder Aufzeichnungen anderer Art in der Patientenakte wiederfinden, um bei nachträglichen Prüfungen nicht in den Verdacht ungerechtfertigter Abrechnungen zu geraten. Auch die im Arztbrief aufgeführten Diagnosen sollten exakt denen entsprechen, die mit den Kostenträgern abgerechnet wurden, und in ihrer diagnostischen, therapeutischen oder pflegerischen Relevanz deutlich werden.

Im DRG-System wird regelhaft mit jeder Neukalkulation Jahr für Jahr eine Veränderung der Bewertungsmatrix von Nebendiagnosen vorgenommen. Das ist durch die für die Kalkulation zur Verfügung stehenden umfassenden Kostendaten möglich. Einige Schweregrade von Nebendiagnosen werden abgeschwächt, andere Nebendiagnosen werden als schweregradsteigend neu aufgenommen. Das zeigt nachdrücklich, dass ein „lernendes System" vorliegt und daher die Dokumentation an der Wirklichkeit orientiert sein muss und nicht etwa nur an den möglichen Erlösen. Das gilt auch für die immer stärker gruppierungsrelevant werdenden Prozeduren. Lässt man diese Zielrichtung außer Acht, ergeben sich zum einen große Probleme bei der jährlichen Überleitung der Fallmengenkalkulation. Zum anderen ist die Systempflege im Sinne einer vollständigen und korrekten Anwendung der Klassifikationen eine unverzichtbare Aufgabe aller Leistungserbringer, denn für die Weiterentwicklung werden alle Daten und nicht nur die von Teilnehmern am Kalkulationsverfahren herangezogen.

2.6 Diagnosearten

2.6.1 Aufnahmediagnose

Sie werden bei der Aufnahme gestellt, verschlüsselt und an die Krankenkassen zusammen mit der geplanten Aufenthaltsdauer innerhalb von 3 Arbeitstagen weitergeleitet. Aufnahmediagnosen können zwar zu Überprüfung einer primären Fehlbelegung herangezogen werden, haben auf die Eingruppierung im DRG-System aber keinen Einfluss, weswegen alle relevanten Befunde nochmals bei Entlassung als Haupt- oder Nebendiagnosen angegeben werden müssen. Die DRG-Hauptdiagnose muss nicht der Aufnahmediagnose entsprechen.

2.6.2 Arbeits-/Behandlungsdiagnosen

Solche Diagnosen können in einigen Online-Erfassungssystemen fakultativ, z. B. zur Dokumentation von Ausschlussdiagnostik angegeben werden. Auf den Gruppierungsprozess haben auch sie keinen Einfluss.

2.6.3 Entlassungsdiagnosen

Sie sind die Diagnosen, die im DRG-System allein für die Eingruppierung in die abrechenbare DRG berücksichtigt werden. Als Entlassungsdiagnosen müssen alle für den Fall relevanten Diagnosen verschlüsselt werden. Verdachtsdiagnosen, die sich nicht bestätigt haben, oder Diagnosen, die auf Diagnostik, Therapie oder Pflege keinen Einfluss hatten (s. Definition der Nebendiagnosen in den Kodierrichtlinien), dürfen nicht verschlüsselt werden.

2.6.4 Fachabteilungshauptdiagnose

Sie wird von jeder behandelnden Abteilung festgelegt im Hinblick auf die Fragestellung, welche Diagnose für die Aufnahme in ihre Abteilung ursächlich war (s. Definition der Hauptdiagnose in den Kodierrichtlinien). Die Markierung als Fachabteilungshauptdiagnose hat keinen Einfluss auf die DRG-Zuordnung.

2.6.5 DRG-Hauptdiagnose

Sie ist die Haupt-(Entlassungs-)Diagnose für den gesamten Aufenthalt im Krankenhaus, die abschließend festgelegt wird. Wenn nur eine Fachabteilung durchlaufen wurde, entspricht die DRG-Hauptdiagnose in aller Regel der Fachabteilungshauptdiagnose. Lag der Patient während seines Aufenthaltes in mehreren Fachabteilungen, muss die DRG-Hauptdiagnose unter Würdigung des gesamten Aufenthaltes festgelegt werden, wobei im Zweifelsfall stets das Medizincontrolling einbezogen werden sollte. Das DRG-System erwartet eine eindeutige Hauptdiagnose für den gesamten Aufenthalt im Krankenhaus. Wird sie nicht angegeben, führt dies in eine Fehler-DRG. Elektronische Erfassungssysteme halten für die Überprüfung des Datensatzes bei der Gruppierung inzwischen gut entwickelte Hilfeprogramme bereit.

Abb. 2: Ablauf der Dokumentation

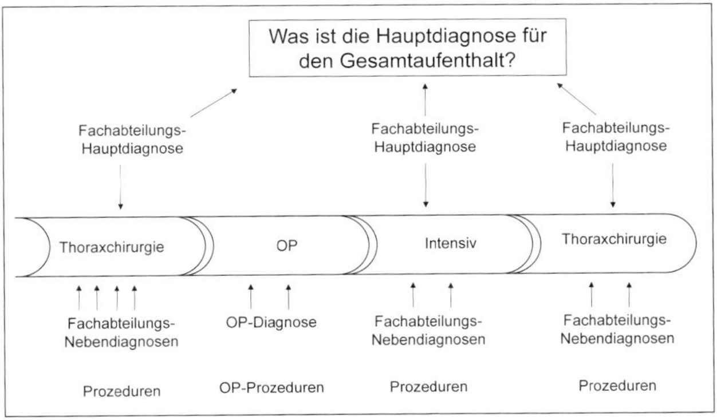

3 Allgemeine Kodierregeln

3.1 Hauptdiagnose

3.1.1 Definition

Die Hauptdiagnose wird definiert als „die Diagnose, die nach Analyse als diejenige festgestellt wurde, die hauptsächlich für die Veranlassung des stationären Krankenhausaufenthaltes des Patienten verantwortlich war" (DKR D002f).

Der Begriff „nach Analyse" bezeichnet die Evaluation der Befunde am Ende des stationären Aufenthaltes, um diejenige Krankheit festzustellen, die hauptsächlich verantwortlich für die Veranlassung des stationären Krankenhausaufenthaltes war. Die dabei evaluierten Befunde können Informationen enthalten, die aus der medizinischen und pflegerischen Anamnese, einer psychiatrischen Untersuchung, Konsultationen von Spezialisten, einer körperlicher Untersuchung, diagnostischen Tests oder Prozeduren, chirurgischen Eingriffen und pathologischen oder radiologischen Untersuchungen gewonnen wurden. Für die Abrechnung relevante Befunde, die nach der Entlassung eingehen, sind für die Kodierung ebenfalls heranzuziehen. Die nach Analyse festgestellte Hauptdiagnose muss nicht der Aufnahmediagnose oder Einweisungsdiagnose entsprechen.

Die Hauptdiagnose entspricht in den meisten Fällen der Diagnose, weshalb der Patient hauptsächlich während des stationären Aufenthaltes behandelt wurde. Sie muss mit dem Krankheitsbild in Beziehung stehen, das für die Notwendigkeit der stationären Behandlung verantwortlich ist. Stehen zwei Diagnosen als Hauptdiagnose zur Diskussion, so ist diejenige auszuwählen, die am besten der Definition der Hauptdiagnose entspricht bzw. mehr Ressourcen verbraucht hat.

Die Definition der Hauptdiagnose soll an einigen Beispielen erläutert werden:

Beispiel
Ein Patient kommt zur Behandlung eines Lungenkarzinoms zur Aufnahme. Er erleidet während des stationären Aufenthaltes einen Herzinfarkt und bekommt eine Herzkatheter-Untersuchung mit Stent-Implantation. Trotz der aufwendigen Behandlung des Herzinfarktes muss das Lungenkarzinom Hauptdiagnose bleiben.

Hauptdiagnose:
C34.1 Lungenkarzinom Oberlappen

Nebendiagnosen:
I21.0 Akuter transmuraler Myokardinfarkt der Vorderwand
I25.11 Atherosklerotische Herzkrankheit, Ein-GefäßErkrankung

Beispiel
Ein Patient wird vom Hausarzt mit schwerer Dyspnoe eingewiesen. Während des stationären Aufenthaltes wird eine für die akute Symptomatik verantwortliche Lungenembolie diagnostiziert und entsprechend behandelt. Hier ist die Lungenembolie die Hauptdiagnose, da sie für die Symptomatik, die zur Aufnahme führte, verantwortlich war, auch wenn die Aufnahmediagnose vermutlich anders lautete.

Hauptdiagnose:
I26.0 Lungenembolie mit Angabe eines akuten Cor pulmonale

Beispiel
Ein Patient mit multiplen Lungenherden, welche im Verlauf des Aufenthaltes als Metastasen eines vor zwei Jahren operativ entfernten Rektumkarzinoms gesichert werden, wird stationär diagnostiziert (CT Thorax, Bronchoskopie)

Hauptdiagnose:
C78.0 Sekundäre bösartige Neubildung der Lunge

Nebendiagnosen:
C20 Bösartige Neubildung des Rektums

Im Sommer 2016 erging erstmals ein Schlichtungsbeschluss des Schlichtungsausschuss Bund.

Der Beschluss befasste sich mit dem Thema Hauptdiagnose bei Patienten mit Karzinomerkrankung.:

Auslegungsregel zu DKR 0201

„Wird bei einem Patienten – mit zum Zeitpunkt der Aufnahme bekanntem Malignom und bevor die Malignombehandlung endgültig abgeschlossen ist – während des stationären Aufenthaltes ausschließlich eine einzelne Erkrankung (oder Komplikation) als Folge einer Tumortherapie oder eines Tumors behandelt, wird in diesem Fall die behandelte Erkrankung als Hauptdiagnose angegeben und der Tumor als Nebendiagnose.“ *Siehe hierzu auch den Beschluss des Schlichtungsausschusses Bund gem. § 17c Abs. 3 KHG, AZ 01/2015 vom 04.07.2016, der am 27.07.2016 mit Veröffentlichung in Kraft getreten ist. (http://www.dkgev.de/media/file/24665.Beschluss_Schlichtungsausschuss_Bund_gem_%C2%A7_17c_Abs._3_KHG_veroeffentlicht_am_27.07.2016.pdf)*

3.1.2 Symptom und zu Grunde liegende Krankheit

Wenn sich ein Patient mit einem Symptom vorstellt und die zugrunde liegende Krankheit zum Zeitpunkt der Aufnahme bekannt ist und behandelt wird bzw. während des Krankenhausaufenthaltes diagnostiziert wird, so ist die zu Grunde liegende Krankheit als Hauptdiagnose zu kodieren und das Symptom wird nicht kodiert. Dies betrifft Symptome, die im Regelfall als eindeutige und unmittelbare Folge mit der zu Grunde liegenden Krankheit vergesellschaftet sind.

Stellt das Symptom jedoch ein eigenständiges, wichtiges und aufwandsrelevantes Problem für die medizinische Betreuung dar, so wird es als Nebendiagnose kodiert. Ausschlaggebend ist stets, was diagnostiziert, behandelt oder überwacht wurde. Nur wenn sich ein Patient, bei dem die zu Grunde liegende Krankheit zum Zeitpunkt der Aufnahme bekannt ist, speziell mit einem Symptom vorstellt und ausschließlich deswegen behandelt wird, wird das Symptom oder eine symptomatische Ausprägung der Grunderkrankung zur Hauptdiagnose. Die zugrunde liegende Krankheit ist dann als Nebendiagnose anzugeben. In den Kodierrichtlinien ist hier ein praktisches Beispiel zum chronischen bzw. therapieresistenten Schmerz bzw. Tumorschmerz aufgeführt (DKR 1806g: Schmerzdiagnosen und Schmerzbehandlungsverfahren):

Wird ein Patient speziell zur Schmerzbehandlung aufgenommen und wird ausschließlich der Schmerz behandelt, ist der Kode für die Lokalisation des Schmerzes als Hauptdiagnose anzugeben. Dies gilt auch für den Tumorschmerz. Die zugrunde liegende Erkrankung ist analog zu DKR D002f Hauptdiagnose, Absatz „Zuweisung eines Symptoms als Hauptdiagnose", als Nebendiagnose zu kodieren.

Beispiel

Ein Patient wird zur Behandlung chronischer, therapieresistenter Schmerzen in der Kreuzgegend aufgrund eines Knochentumors aufgenommen. Dem Patienten wird ein Rückenmarkstimulator (Einzelelektrodensystem) mit einem permanenten Einzelelektrodensystem zur epiduralen Dauerstimulation implantiert. Es wird ausschließlich der Kreuzschmerz behandelt.

Hauptdiagnose:
M54.5 Kreuzschmerz

Nebendiagnose:
C41.4 Bösartige Neubildung des Beckenknochens

Prozedur(en):

5-039.e0 Implantation oder Wechsel eines Neurostimulators zur epiduralen Rückenmarkstimulation mit Implantation oder Wechsel einer Neurostimulationselektrode, Einkanalsystem, vollimplantierbar, nicht wiederaufladbar

5-039.34 Implantation oder Wechsel eines permanenten Einzelelektrodensystems zur epiduralen Dauerstimulation, perkutan

3.1.3 Verdachtsfälle

Bei einem Patienten, der zur Beobachtung oder Diagnostik in das Krankenhaus aufgenommen wird und bei dem sich der Verdacht auf eine Erkrankung nicht bestätigt, sollte das zur Aufnahme führende Symptom oder ein Befund (z. B. R91 abnormer Röntgenbefund) kodiert werden. Wenn ein Symptom oder eine Diagnose nicht kodierbar ist, kann ein Kode aus den Kategorien Z03.0 bis Z03.9 „Beobachtung bei Verdacht auf..." benutzt werden (DKR D002f). Wenn zwei oder mehrere Befunde/Symptome bei der Beobachtung des Verdachtsfalles für die Hauptdiagnose in Frage kommen, so ist vom behandelnden Arzt diejenige auszuwählen, die die meisten Ressourcen verbraucht hat. Zur abweichenden Verfahrensweise bei ambulanten Patienten wird auf den Abschnitt 3.3.8 verwiesen.

Können für die Hauptdiagnose spezifischere Schlüsselnummern angegeben werden, haben diese Vorrang vor einer Schlüsselnummer aus der Kategorie Z03.- Ärztliche Beobachtung und Beurteilung von Verdachtsfällen. Wenn ein Symptom, das mit der Verdachtsdiagnose im Zusammenhang steht, vorliegt, wird die Symptom-Schlüsselnummer als Hauptdiagnose zugewiesen, nicht ein Kode aus der Kategorie Z03.-.

Sobald eine Erkrankung behandelt, überwacht wird oder therapeutische Maßnahmen eingeleitet werden, darf diese Erkrankung als Hauptdiagnose kodiert werden, auch wenn der Verdacht bei Entlassung nicht eindeutig bestätigt ist. Sicher ausgeschlossene Diagnosen dürfen nicht kodiert werden, selbst wenn dadurch ein Ressourcenverbrauch verursacht wurde.

3.1.4 Erkrankungen bzw. Störungen nach medizinischen Maßnahmen

Kodes für die spezifische Verschlüsselung von Erkrankungen bzw. Störungen nach medizinischen Maßnahmen finden sich auf bronchopulmonalem Gebiet in der Kategorie J95.- Krankheiten der Atemwege nach medizinischen Maßnahmen, anderenorts nicht klassifiziert. Diese Kodes sind nur dann als Hauptdiagnose zu verschlüsseln, wenn kein spezifischerer Kode in Bezug auf die Erkrankung bzw. Störung existiert oder die Verschlüsselung dieses spezifischeren Kodes durch ein Exklusivum der ICD-10-GM Version 2016 ausgeschlossen ist. Gleiches gilt für die Kategorien T80–T88 Komplikationen bei chirurgischen Eingriffen und medizinischer Behandlung, anderenorts nicht klassifiziert. Die spezifischeren Kodes sind Kodes aus T80–T88 vorzuziehen, soweit letztere die Erkrankung bzw. Störung nicht besser beschreiben (siehe Kap. 5.2).

3.1.5 Nicht ausgeführte, aber ursprünglich geplante Behandlung

In solchen Fällen ist als Hauptdiagnose diejenige Krankheit anzugeben, die nach Prüfung des gesamten Behandlungsfalls die stationäre Aufnahme verursacht hat, selbst wenn die Behandlung aufgrund unvorhergesehener Umstände möglicherweise nicht durchgeführt wurde. Bei stationärer Aufnahme für eine Maßnahme (z. B. Operation), die aus irgendeinem Grund nicht durchgeführt und der Patient entlassen wurde, sollte Z53 – Personen, die Einrichtungen des Gesundheitswesens wegen spezifischer Maßnahmen aufgesucht haben, die aber nicht durchgeführt wurden – als Nebendiagnose kodiert werden (DKR D007f). Ist eine bestimmte Krankheit oder Komplikation die Ursache für die nicht durchgeführte Maßnahme, muss diese ebenfalls mitverschlüsselt werden.

Beispiel
Ein Patient mit Lungenkarzinom wird zur Operation aufgenommen. Die Operation wurde aufgrund einer Infektion der oberen Atemwege verschoben.

Hauptdiagnose:
C34.1 Lungenkarzinom Oberlappen

Nebendiagnosen:
Z53 Personen, die Einrichtungen des Gesundheitswesens wegen spezifischer Maßnahmen aufgesucht haben, die aber nicht durchgeführt wurden
J11.1 Grippe mit sonstigen Manifestationen an den Atemwegen, Viren nicht nachgewiesen (Akute Infektion der oberen Atemwege)

Benutzen Sie für Zwecke der externen Qualitätssicherung nach § 137 SGB V eine zusätzliche Schlüsselnummer (U69.00!), um das Vorliegen einer im Krankenhaus erworbenen und vollstationär behandelten Pneumonie bei erwachsenen Patienten (18 Jahre und älter) anzugeben.

3.1.6 Residualzustände, Folgezustände und Abhängigkeiten

Der Residual- oder Folgezustand (aktuelle Krankheit) wird zuerst angegeben, gefolgt von der Diagnose für die Ursachen des Residualzustandes (frühere Krankheit oder Ursache für die Spätfolge).

Beispiel
Atelektase als Folgezustand einer Pneumonie

Hauptdiagnose:
J98.1 Lungenkollaps (Atelektase)

Nebendiagnose:

B94.8 Folgezustände sonstiger näher bezeichneter infektiöser und parasitärer Krankheiten

---

Wichtig

Der Kode für den Folgezustand (hier B94.8) darf nicht als Hauptdiagnose angegeben werden! Dies stellt insbesondere ein Problem dar, wenn die Aufnahme zum Ausschluss einer Krankheitsaktivität bei spezifischen bzw. postspezifischen Veränderungen erfolgte. Der Folgezustand der Tuberkulose ohne Nachweis einer Aktivität muss dann z. B. mit der Hauptdiagnose J47 Bronchiektasen oder J94.1 Fibrothorax in Verbindung mit der Nebendiagnose B90.9 Folgezustände einer Tuberkulose der Atmungsorgane verschlüsselt werden.

Weitere Ursachen für Spätfolgen:

B90.- Folgezustände der Tuberkulose
B91 Folgezustände der Poliomyelitis
E68 Folgen der Überernährung
I69.- Folgen einer zerebrovaskulären Erkrankung

Auch andere anamnestischen Diagnosen (z. B. Krankheiten in der Eigenanamnese, Verlust von Extremitäten oder Organen, sog. „Zustand nach"-Diagnosen oder Diagnosen, die Abhängigkeiten von medizinischen Geräten oder Hilfsmitteln bezeichnen) können nicht als Hauptdiagnose angegeben werden („unzulässige Hauptdiagnose"). Geschieht dies dennoch, kommt es zur Eingruppierung in eine Fehler-DRG ohne Relativgewicht, d.h. der Fallerlös liegt bei 0,- EUR!

Hauptdiagnose kann nur die zu Grunde liegende Erkrankung oder das führende Symptom sein, die zur Aufnahme in das Krankenhaus geführt haben, bzw. Grund für die weiterführende Behandlung sind. Die anamnestische Diagnose darf nur dann als Nebendiagnose aufgeführt werden, wenn einerseits Diagnostik, Therapie oder Pflegeaufwand beeinflusst wurden (DKR D003l) und andererseits sich die anamnestische Diagnose nicht auf den aktuellen Krankenhausaufenthalt bezieht (z. B. Z94.2

Zustand nach Lungentransplantation, Z94.3 Zustand nach Herz-Lungentransplantation).

Folgende Kategorien oder Kodes sind nur zur Verschlüsselung von Nebendiagnosen zu verwenden:

Z85.-	Bösartige Neubildungen in der Eigenanamnese
Z86.-	Bestimmte andere Krankheiten in der Eigenanamnese
Z87.-	Andere Krankheiten oder Zustände in der Eigenanamnese
Z88.-	Allergie gegenüber Arzneimitteln, Drogen oder biologisch aktiven Substanzen in der Eigenanamnese
Z92.-	Medizinische Behandlung in der Eigenanamnese Darunter: Z92.6 Zytostatische Chemotherapie in der Eigenanamnese
Z89.-	Extremitätenverlust
Z90.0	Verlust von Teilen des Kopfes oder des Halses
Z90.2	Verlust der Lunge (Teile der Lunge)
Z90.4	Verlust anderer Teile des Verdauungstraktes
Z90.6	Verlust anderer Teile des Harntraktes
Z90.7	Verlust eines oder mehrerer Genitalorgane
Z90.8	Verlust sonstiger Organe
Z93.-	Vorhandensein einer künstlichen Körperöffnung
Z95.-	Vorhandensein von kardialen oder vaskulären Implantaten oder Transplantaten Darunter: Z85.81 Vorhandensein eines operativ implantierten vaskulären Katheterverweilsystems (Broviac-Katheter, Port-System)
Z96.-	Vorhandensein von anderen funktionellen Implantaten Darunter: Z96.80 Vorhandensein eines Bronchialstents Z96.81 Vorhandensein eines Trachealstents Z96.88 Vorhandensein von sonstigen näher bezeichneten funktionellen Implantaten
Z97.-	Vorhandensein anderer medizinischer Geräte und Hilfsmittel
Z94.-	Zustand nach Organ- oder Gewebetransplantation
Z98.-	Sonstige Zustände nach chirurgischem Eingriff

Z99.- Langzeitige Abhängigkeit von unterstützenden Apparaten, medizinischen Geräten oder Hilfsmitteln, anderenorts nicht klassifiziert (Hier wurde ab 1.1.2005 das Wort „langzeitig" eingefügt, das eine Abhängigkeit von mindestens drei Monaten bedeutet.)

3.2 Nebendiagnosen

Definition: Nebendiagnosen
„Eine Krankheit oder Beschwerde, die entweder gleichzeitig mit der Hauptdiagnose besteht oder sich während des Krankenhausaufenthaltes entwickelt." (DKR D003l)

Als Nebendiagnosen sind Krankheiten zu kodieren, die das Patientenmanagement in der Weise beeinflussen, dass irgendeine der folgenden Maßnahmen erforderlich ist:

- Therapeutische Maßnahme (auch medikamentös)
- Diagnostische Maßnahme (Verfahren und/oder Prozedur)
- Erhöhter Pflege- und/oder Überwachungsaufwand

Bei Patienten, bei denen einer dieser erbrachten Faktoren auf mehrere Diagnosen ausgerichtet ist, können alle betroffenen Diagnosen kodiert werden.

Beispiel
Ein Patient wird für die Nebendiagnosen koronare Herzkrankheit, arterieller Hypertonus und Herzinsuffizienz mit einem Betablocker behandelt.

Nebendiagnose(n):

I25.11 Koronare Herzkrankheit
I10.00 Arterieller Hypertonus
I50.13 Herzinsuffizienz, mit Beschwerden bei leichterer Belastung
Inkl.: NYHA-Stadium III

Eine oder mehrere der oben genannten Maßnahmen werden üblicherweise eine Erhöhung des Ressourcenverbrauchs (z. B. verlängerte Dauer des stationären Aufenthaltes, Medikamentengabe, über das ohnehin Erfolgte hinausgehende Diagnostik) zur Folge haben. Anamnestische Diagnosen oder Krankheiten, die beispielsweise durch den Anästhesisten während der präoperativen Untersuchung dokumentiert wurden, dürfen nur kodiert werden, wenn sie den oben genannten Kriterien entsprechen. Sofern eine Begleiterkrankung das Standardvorgehen oder eine spezielle Prozedur beeinflusst, muss diese Begleiterkrankung als Nebendiagnose kodiert werden.

Nebendiagnosen, die nicht den o. g. Kriterien entsprechen, dürfen nicht kodiert werden. „Upcoding" nennt man das regelwidrige Kodieren von Nebendiagnosen, was bei Nachprüfungen zu empfindlichen Sanktionsmaßnahmen führen kann. Auch an dieser Stelle sei nochmals darauf hingewiesen, dass kodierte, d.h. abgerechnete Nebendiagnosen in den Krankenunterlagen ihre Entsprechung finden bzw. darlegungsfähig sein müssen, um einer Prüfung standzuhalten.

3.2.1 Symptome als Nebendiagnose

Ein Symptom wird nicht kodiert, wenn es im Regelfall als eindeutige und unmittelbare Folge mit der zugrunde liegenden Krankheit vergesellschaftet ist. Stellt ein Symptom jedoch ein eigenständiges, wichtiges Problem für die medizinische Betreuung dar, so wird es als Nebendiagnose kodiert.

Beispiel

Ein Patient wird zur Behandlung einer fortgeschrittenen alkoholischen Leberzirrhose stationär aufgenommen. Es besteht ein ausgeprägter Aszites, der Auswirkungen u. a. auf die Atmung sowie auf die Nierenfunktion hat. Er wird u. a. mittels Entlastungspunktionen behandelt.

Hauptdiagnose:
K70.3 Alkoholische Leberzirrhose

Nebendiagnose:
R18 Aszites

3.2.2 Abnorme Befunde

Abnorme Labor-, Röntgen-, Pathologie- und andere diagnostische Befunde werden nicht kodiert, es sei denn, sie haben eine klinische Bedeutung im Sinne einer therapeutischen Konsequenz oder einer weiterführenden Diagnostik (nicht allein Kontrolle der abnormen Werte).

Beispiel
Ein Patient wird wegen einer Pneumonie stationär aufgenommen. Im Labortest wird eine Anämie festgestellt, die ausschließlich kontrolliert wird und keine weiteren diagnostischen oder therapeutischen Maßnahmen nach sich zieht, gefunden. Ein Erreger kann nicht ermittelt werden.

Hauptdiagnose:
J18.8 Pneumonie

Hinw.: Die Anämie erfüllt nicht die Definition einer Nebendiagnose und wird deshalb für das DRG-System nicht dokumentiert. Sie ist jedoch für die medizinische Dokumentation und die ärztliche Kommunikation von Bedeutung.

3.3 Weitere Kodierregeln für Diagnosen

3.3.1 Kreuz-Stern-Kodes

Kreuz-Stern-Kodes sind Doppelkodes, die eine Ätiologie (†) mit einer Manifestation (*) verbinden (DKR D012i). Zu ihrem Gebrauch ist nachdrücklich zu raten, insofern sich hieran neben anderen Kriterien die Kodierqualität erkennen lässt. Es folgt immer die Angabe der Manifestation der Ätiologie (Kreuz vor Stern). Manifestations-Kodes (*) sind niemals Hauptdiagnosen.

Beispiel

Es liegt eine Bronchopneumonie rechts mit ipsilateralem Pleuraerguss vor. Eine diagnostische Pleurapunktion schließt ein Empyem aus.

Hauptdiagnose:
J18.0† Bronchopneumonie

Nebendiagnose:
J91* Pleuraerguss bei anderenorts klassifizierten Erkrankungen

Prozedur:
1-431.1R Perkutane Nadelbiopsie der Pleura

Weitere Möglichkeiten für Kodekombinationen nach dem „Kreuz-Stern-System" bei thorakalen Tumoren (Klartext hier beschreibend und nicht dem Wortlaut der ICD-10-GM entsprechend):

C34.- ff†/D63.0*	Anämie bei Lungenkarzinom
C34.1†/G55.0*	Plexusinfiltration durch Pancoasttumor
C34.- ff†/G63.1*	paraneoplastische Polyneuropathie bei Lungenkarzinom
C37†/G73.2*	Myasthenie bei Thymom
C34.- ff†/G99.2*	Spinalkanalstenose (Myelopathie) bei Lungenkarzinom
C78.2†/J91*	Pleuraerguss bei sekundärer Pleurakarzinose
C79.5†/M49.5[0-9]*	Wirbelkörperkompression infolge von Knochenmetastasen
C79.5†/M90.7[0-9]*	Pathologische Fraktur bei Knochenmetastasen

3.3.2 Doppelkodierung

Manifestiert sich eine Erkrankung an zwei oder mehreren Lokalisationen, so gilt (DKR D011d):

- Derselbe Diagnosekode darf nur einmal angegeben werden.
- Gibt es einen Kode für doppelseitige Erkrankung, muss dieser benutzt werden.
- Fehlt der Kode für doppelseitige Erkrankung, so darf ein „B" (für beidseits) hinter der Kodenummer angegeben werden.
- Bei den Prozedurenkodes darf derselbe Kode mit bestimmten Ausnahmen mehrfach benutzt werden (s. Kap. 3.4.3).

3.3.3 Syndrome

Als Hauptdiagnose ist stets die für die Behandlung im Vordergrund stehende Manifestation eines Syndroms anzugeben (DKR D004d). Das Syndrom wird als Nebendiagnose verschlüsselt, was auch für weitere Manifestationen gilt. Steht für das Syndrom kein eigener Kode aus der ICD-10-GM zur Verfügung, kann der Kode Q87.8 Sonstige näher bezeichnete angeborene Fehlbildungssyndrome, anderenorts nicht klassifiziert benutzt werden.

Beispiel

Patient mit Neurofibromatose (nicht bösartig) und multiplen Fibromen am Stamm kommt zur operativen Exzision eines rechtsseitigen Lungenrundherdes per VATS.

Hauptdiagnose:

D21.3 Sonstige gutartige Neubildungen: Bindegewebe und andere Weichteilgewebe des Thorax

Nebendiagnose:

Q85.0 Neurofibromatose (nicht bösartig)

Prozedur:

5-322.g1R	Keilresektion, einfach, thorakoskopisch, ohne Lymphadenektomie

3.3.4 Fünfstellige Diagnosekodes

In einigen Kapiteln und Gruppen wird zur genauen Beschreibung der Diagnose ein fünfstelliger Kode verwendet. Die Verwendung der tiefsten Verschlüsselungsebene ist für den stationären Bereich verbindlich!

Einige typische Kategorien und Diagnosen mit fünfstelligen Kodes:

B37.81 / B37.88	Candida-Ösophagitis/sonstige Candidose
E10-14.-	Diabetes mellitus
E84.8-	Zystische Fibrose mit sonstigen Manifestationen
G82.-	Paraparese und Paraplegie, Tetraparese und Tetraplegie
I25.1-	Atherosklerotische Herzkrankheit
I25.2-	Alter Myokardinfarkt
I50.-	Herzinsuffizienz
I70.2-	Atherosklerose der Extremitätenarterien
J38.0-	Stimmbandlähmung
J44.-	Chronisch obstruktive Lungenkrankheit
K57.-	Divertikulose des Darmes
L03.0/1	Phlegmone an Fingern, Zehen, sonst. Teilen der Extremitäten
L89.-	Dekubitalgeschwür
M00–99	Krankheiten des Muskel-Skelett-Systems und des Bindegewebes (Auswahl)
N18.8-	Sonstige chronische Niereninsuffizienz
N39.4-	Sonstige näher bezeichnete Harninkontinenz
T89.0-	Komplikationen einer offenen Wunde
Z45.84	Anpassung und Handhabung eines Bronchialstents
Z51.83	Opiatsubstitution (Methadonsubstitution)

3.3.5 „Sonstige" und „nicht näher bezeichnete" Diagnosekodes

An vierter oder fünfter Stelle eines Kodes findet man bei vielen Gelegenheiten die Einteilungen:

.0–.7 spezifische Krankheiten oder Lokalisationen

.8 spezifische Krankheiten, die anderenorts nicht klassifiziert sind (oder „sonstige") oder ortsabhängig mehrere Teilbereiche überlappen

.9 nicht näher bezeichnet

„.8" und „.9" werden auch als Resteklassen bezeichnet. Bisweilen findet man sie in einem Diagnosekode kombiniert, sie enthalten dann sowohl „sonstige" als auch „nicht näher bezeichnete" Zustände. Gelegentlich lässt sich die Benutzung einer Resteklasse nicht vermeiden (z. B. J44.8- Sonstige näher bezeichnete chronisch obstruktive Lungenkrankheit). Grundsätzlich aber sollen Resteklassen keinesfalls zur Verschlüsselung von Diagnosen verwendet werden, die anderenorts präziser beschrieben und klassifiziert sind.

3.3.6 Symptome, Krankheitszeichen und ungenau bezeichnete Zustände

Diagnosekodes aus Kapitel XVIII Symptome und abnorme klinische und Laborbefunde, die anderenorts nicht klassifiziert sind (sog. R-Kodes) sind nicht als Hauptdiagnose zu verwenden, wenn eine definitive Diagnose ermittelt wurde. Labor-, Röntgen-, pathologische und andere diagnostische Befunde dürfen nur kodiert werden, wenn sie eine klinische Bedeutung haben und die Definition einer Nebendiagnose erfüllen.

3.3.7 Tagesklinik, Tagesfälle bzw. teilstationäre Behandlung

In der Fallpauschalenverordnung ist für teilstationäre Fälle folgende Definition aufgeführt: Teilstationär ist eine Behandlung, die insbesondere aufgrund ihrer Komplexität oder bestehender

Risiken im Krankenhaus erbracht werden muss, ohne eine vollstationäre Aufnahme zu erfordern. Sie wird im Rahmen eines stationären Behandlungskonzepts in der Regel an mehreren aufeinander folgenden Tagen oder Nächten sowie für eine bestimmte Behandlungsperiode mit tageweisen Unterbrechungen (Intervallbehandlung) in einem direkten Bezug zu einer Fachabteilung des Krankenhauses durchgeführt. Jeder Tag ist hier als separater Fall zu zählen. In der Fallpauschalenverordnung 2017 sind 5 teilstationäre DRGs aufgeführt, davon 3 ohne bundeseinheitliches Relativgewicht.

A90A Teilstationäre geriatrische Komplexbehandlung, umfassende Behandlung – ohne Relativgewicht

A90B Teilstationäre geriatrische Komplexbehandlung, Basisbehandlung – ohne Relativgewicht

L90A Niereninsuffizienz, teilstationär, Alter < 15 Jahre – ohne Relativgewicht

L90B Niereninsuffizienz, teilstationär, Alter > 14 Jahre mit Peritonealdialyse – ohne Relativgewicht – ohne Relativgewicht

L90C Niereninsuffizienz, teilstationär, Alter > 14 Jahre ohne Peritonealdialyse – RG 0,092

3.4 Prozeduren

Alle signifikanten Prozeduren sind zu kodieren (DKR P001f). Die Definition einer signifikanten Prozedur ist, dass sie entweder

- chirurgischer Natur ist
- Spezialeinrichtungen, -geräte oder spezielle Ausbildung erfordert
- ein Eingriffsrisiko birgt
- ein Anästhesierisiko birgt.

In einem Prozedurenkode sind alle Komponenten, die in der Regel zu dem Standardeingriff gehören, eingeschlossen. Bei einer operativen Prozedur ist z. B. die Vorbereitung, die Anästhesie, der Zugang, die Naht usw. im Kode enthalten. Die Einzelkomponenten werden nicht gesondert verschlüsselt (s. Kap. 3.4.1).

Prozedurenkodes sind bis zum höchsten möglichen Differenzierungsgrad auszuschöpfen.

Ziel der Dokumentation nach OPS sollte es sein, nur die aus ökonomischer Sicht und im Rahmen der externen Qualitätssicherung wesentlichen Leistungen verpflichtend abzubilden. Gruppierungsrelevant sind primär die Diagnosen, nicht die Leistungen, die aufgrund einer Diagnose erbracht werden. Nicht das Legen einer Thoraxdrainage, sondern der für diese Maßnahme ursächliche Pleuraerguss, nicht die Diagnostik zum Nachweis einer Infektion, sondern die Infektion selbst (dokumentiert über den ICD-10-Diagnosekode) sind primär oder sogar ausschließlich gruppierungsrelevant.

Wie auch bei der Dokumentation von Diagnosen gilt bei der Prozedurenverschlüsselung der Grundsatz: Qualität geht vor Quantität. DRG-Evaluationsprojekte haben deutlich gezeigt, dass nicht die Menge der dokumentierten Diagnosen und Prozeduren, sondern die Qualität der verschlüsselten Diagnosen und Prozeduren ausschlaggebend für die Ermittlung des ökonomischen Schweregrades in einer DRG ist. Wenn mit der Dokumentation einer Leistung durch einen OPS-Kode keine Information vom dokumentierenden Arzt zum Empfänger des Kodes transportiert wird, kann die Dokumentation dieses Kodes auch unterbleiben. Steht die Hauptdiagnose nicht in Zusammenhang mit einer operativen Prozedur, erfolgt die Zuordnung in eine Fehler-DRG. Dies kann einerseits korrekt sein, z. B. bei der Behandlung einer während des stationären Aufenthalts aufgetretenen Komplikation, ist andererseits jedoch meistens auf die falsche Wahl der Hauptdiagnose zurückzuführen. In jedem Fall gilt, dass zu einer Prozedur auch eine entsprechende Diagnose verschlüsselt werden sollte.

3.4.1 Prozedurenkomponenten

Normalerweise ist eine Prozedur vollständig mit all ihren Komponenten, wie z. B. Vorbereitung, Lagerung, Anästhesie, Zugang, Naht usw. in einem Kode abgebildet. Prozedurenkomponenten dürfen nicht getrennt kodiert werden, außer wenn sie als alleinige Maßnahmen (z. B. Hautnaht nach Verletzung) oder üblicherweise nicht im Rahmen der Gesamtprozedur durchgeführt werden. Hier sind auch insbesondere die „Inklusiva" und „Exklusiva" im OPS zu berücksichtigen. Da die zusätzliche Verschlüsselung teilweise auch erlösrelevant ist, ergibt sich in manchen Fällen Diskussionspotential mit dem MDK. Da die Zahl verabreichter Blutkonserven oder Blutkomponenten relevant ist für die eventuelle Abrechnung von Zusatzentgelten, ist hier in jedem Fall eine gesonderte Erfassung notwendig, selbst wenn bei einem Eingriff in jedem Fall mit einer Transfusion zu rechnen ist (z. B. bei einer Dekortikation und erweiterten Pneumonektomie beim Mesotheliom). Dies gilt auch beim Einsatz der Herz-Lungen-Maschine.

Auch postoperative Maßnahmen wie Schmerztherapie dürfen nur dann kodiert werden, wenn sie als alleinige Maßnahme durchgeführt werden. Kommt also ein Patient ausschließlich zur Schmerztherapie, ist der entsprechende Prozedurenkode anzugeben. Auf Ausnahmen wird in den Kodierrichtlinien hingewiesen. So wird z. B. bei Operationen am Nervensystem der Zugang extra kodiert.

3.4.2 Prozeduren, die normalerweise nicht verschlüsselt werden

Prozeduren, die routinemäßig bei den meisten Patienten und/oder mehrfach während eines Krankenhausaufenthaltes durchgeführt werden, werden nach dem OPS-Katalog nicht verschlüsselt, da sich der Aufwand für diese Prozeduren nach bisheriger Einschätzung in der Diagnose oder in den anderen angewandten Prozeduren widerspiegelt (DKR P014o).

Beispiele für nicht kodierbare Prozeduren :

- Gipsverbände mit Ausnahme aufwendiger Gipsverbände (8-310)
- Verbände, außer bei großflächigen und schwerwiegenden Hauterkrankungen (8-191)
- Kardioplegie
- Kardiotokographie (CTG)

- Medikamentöse Therapie mit folgenden Ausnahmen:
  - bei Neugeborenen
  - nicht-antibiotische Chemotherapie
  - systemische Thrombolyse
  - Immunglobulingabe
  - Gabe von Gerinnungsfaktoren
  - Andere Immuntherapie (8-547)
  - antiretrovirale Therapie
  - Medikamente aus 6-00
- Ruhe-EKG
- Langzeit-EKG
- Belastungs-EKG
- 24-Stunden-Blutdruckmessung
- Legen einer Magensonde
- Legen eines transurethralen Blasenkatheters
- Subkutane Medikamentengabe, z. B. Heparin
- Blutentnahme
- Aufnahme- und Kontrolluntersuchung
- Visite
- Konsiliaruntersuchung
- Konventionelle Röntgenuntersuchungen
- Lungenfunktionstest mit Ausnahme von pneumologischen Funktionsuntersuchungen (1-71)
- Blutgasanalyse in Ruhe
- Atemgasanalyse
- Sonographien mit Ausnahme der Endosonographie und der komplexen differentialdiagnostischen Sonographie mit digitaler Bild- und Videodokumentation

3.4.3 Multiple/Bilaterale Prozeduren

Die Prozedurenkodierung soll, wo es möglich ist, den Aufwand widerspiegeln, und daher sind multiple oder bilaterale Prozeduren so oft zu kodieren, wie sie während der Behandlungsphase durchgeführt wurden, sofern kein eigener Kode für den bilateralen oder multiplen Eingriff existiert (DKR P005k). Es ist daher in jedem Fall die Angabe der Seitenlokalisation bzw. der beidseitigen Erbringung notwendig.

Ausnahmen:

- Multiple Eingriffe (Exzisionen von Hautläsionen, Biopsien oder ähnlich aufwendige Prozeduren) gleicher Lokalisation werden nur einmal verschlüsselt.
- Kodes mit Mengenangaben (z. B. Bluttransfusionen)
- Kodes mit entsprechenden Richtlinien nach DKR P005k

Einige Verfahren, die während einer stationären Behandlung wiederholt durchgeführt werden, sind ebenfalls nur einmal pro stationärem Aufenthalt zu kodieren: chirurgische Wundtoilette [Wunddebridement] (5-893) und Schmerztherapie (8-91, DKR P005k), therapeutische Pleurapunktion 8-152.1.

Mehrere Blöcke einer Chemotherapie bei Neubildungen (8-54ff.) innerhalb eines stationären Aufenthaltes sind auch mehrfach zu kodieren.

3.4.4 „Sonstige" und „nicht näher bezeichnete" Prozedurenkodes

Die fünfte oder sechste Stelle des OPS-Kodes besitzt in einigen Bereichen eine alphanumerische Struktur, da die zur Verfügung stehenden zehn numerischen Untergliederungen für die erforderlichen Inhalte nicht ausreichen. Hier sind spezifische Maßnahmen oder Lokalisationen kodierbar. Eine alphanumerische Struktur wurde ebenfalls für die Bezeichnung der Resteklassen .x „sonstige" und .y „nicht näher bezeichnet" gewählt.

Ähnlich wie bei der Verschlüsselung der Diagnosen, dürfen die Resteklassen (.x, .y) nicht verwendet werden, um Prozeduren aufzufangen", die anderenorts klassifiziert sind.

3.4.5 Versorgung intraoperativer Komplikationen

Die Versorgung von intraoperativen Komplikationen wird gesondert kodiert.

3.4.6 Zusatzinformationen zu den Operationen bzw. operativen und nicht-operativen Prozeduren

Bei der Wiedereröffnung eines Operationsgebietes zur Behandlung einer Komplikation, Durchführung einer Rezidivtherapie oder Durchführung einer anderen Operation in diesem Operationsgebiet ist zunächst zu prüfen, ob die durchgeführte Operation mit Wiedereröffnung des Operationsgebietes im OPS durch einen spezifischen Kode im betreffenden Organkapitel kodiert werden kann.

Gibt es keinen spezifischen Kode, dann ist die durchgeführte Operation zusammen mit einem Kode, wie z. B.

5-349.6 **Reoperation** an Lunge, Bronchus, Brustwand, Pleura, Mediastinum oder Zwerchfell

5 379.5 **Reoperation** an Herz und Perikard

Die durchgeführte Operation ist zusätzlich zu verschlüsseln.

Beispiel

Thorakoskopische OP zur Hämatomausräumung wird wie folgt kodiert:

5-340.d Thorakoskopie zur Hämatomausräumung

5-349.6 Reoperation an Lunge, Bronchus, Brustwand, Pleura, Mediastinum oder Zwerchfell

---

Weiterhin sollen bei Operationen angegeben werden:

5-984 Mikrochirurgische Technik

(Unter einem mikrochirurgischen Eingriff werden Operationen verstanden, die mit Hilfe eines Mikroinstrumentariums und einer optischen Vergrößerung in entsprechender Operationstechnik unter maximaler Gewebeschonung durchgeführt werden.)

5-985.ff Lasertechnik

5-986 Minimalinvasive Technik

5-988 Anwendung eines Navigationssystems (bei Therapie)

1-999.0 Anwendung eines bronchopulmonalen elektromagnetischen Navigationssystems (bei Diagnostik)

5-989 Fluoreszenzgestützte Therapieverfahren
1-999.1 Fluoreszenzgestützte diagnostische Verfahren
5-995 Vorzeitiger Abbruch einer Operation (Eingriff nicht [nahezu] komplett durchgeführt. Wird eine Teilleistung erbracht, so ist nur diese zu kodieren.)

Zusatzinformation zu nichtoperativen therapeutischen Maßnahmen:
5-988 Anwendung eines Navigationssystems

3.4.7 Nicht vollendete Prozedur

Besteht die Möglichkeit, eine erbrachte Teilleistung kodieren, wird nur die Teilleistung kodiert. Wenn hingegen eine Prozedur nahezu vollständig erbracht wird, ist sie auch vollständig zu kodieren. In allen anderen Fällen ist die geplante, abgebrochene Prozedur zu kodieren und der Kode 5-995 Vorzeitiger Abbruch einer Operation zu verwenden.

3.4.8 Anästhesie

Die Anästhesie im Rahmen von Operationen ist Bestandteil des operativen Prozedurenkodes und wird nicht gesondert verschlüsselt. Bei Untersuchungen, die nur ausnahmsweise unter Allgemeinanästhesie durchgeführt werden, wird die Anästhesie gesondert kodiert, beispielsweise bei einer stereotaktischen Einzeit-Lungenbestrahlung oder einer CT-Untersuchung bei einem kleinen Kind. Eine Analgosedierung beim Erwachsenen ist nicht zu kodieren. Der Kode: 8-903 (Analgo-)Sedierung ist nur für Patienten bis zur Vollendung des 18. Lebensjahres anzugeben Weiterhin wird eine Untersuchung unter Allgemeinanästhesie nur dann gesondert kodiert, wenn die Untersuchung die einzige unter Anästhesie vorgenommene Maßnahme ist, also keine Operation durchgeführt wird.

Beispiel
CT-Untersuchung bei einem kleinen Kind mit angeborenen Bronchiektasen unter Vollnarkose

Hauptdiagnose:
Q33.4 Angeborene Bronchiektasie

Prozeduren:
3-202 Native Computertomographie des Thorax
8-900 Intravenöse Anästhesie

3.4.9 Verwendete Begriffe und Symbole

Alle Schlüsselnummern, die mit einem Zusatzkennzeichen (R = rechts, L = links, B = beidseitig) versehen werden müssen, sind in der Ausgabe des DIMDI mit dem Zeichen ↔ gekennzeichnet.

3.4.10 Multiple Prozeduren

Die Prozedurenkodierung soll, wo es möglich ist, den Aufwand widerspiegeln, und daher sind allgemein multiple Prozeduren so oft zu kodieren, wie sie während der Behandlungsphase durchgeführt wurden (DKR P005k). Nur einmal während einer stationären Behandlung zu kodierende Prozeduren sind aus pragmatischen Gründen unter Angabe des Datums der ersten Leistung anzugeben,

- wenn Verfahren Mengenangaben (z. B. Bluttransfusionen) im Kode enthalten
- wenn Hinweise oder Richtlinien anweisen, einen Kode nur einmal anzugeben bzw. wenn Verfahren während einer stationären Behandlung grundsätzlich wiederholt durchgeführt werden

Prozeduren, die nur einmal pro stationärem Aufenthalt zu kodieren sind

- Untersuchung der elektrophysiologischen Aktivität des Herzens (1-265)
- Verband bei großflächigen und schwerwiegenden Hauter-

krankungen (8-191)

- Applikation von Medikamenten (6-00)
- Therapeutische Drainage der Pleurahöhle (8-144)
- Therapeutische perkutane Punktion des Thorax, Pleurahöhle (8-152.1)
- Diagnostische perkutane Punktion und Aspiration der Bauchhöhle, Aszitespunktion (1-853.2)
- Therapeutische perkutane Punktion der Bauchhöhle (8-153)
- Spülung (Lavage) (8-17):

8-173.0 Lunge

Hinw.: Mit diesem Kode ist nur die sehr aufwendige Spülung der Lunge z. B. bei Alveolarproteinose zu kodieren

8-173.1 Pleurahöhle

Hinw.: Bei kontinuierlichen Spülungen der Pleurahöhle ist für jeden Tag eine Spülung zu zählen. Diskontinuierliche Spülungen sind immer dann einzeln zu zählen, wenn zwischen 2 Spülungen ein zeitlicher Abstand von mindestens 4 Stunden liegt

8-173.10 1 bis 7 Spülungen

8-173.11 8 bis 14 Spülungen

8-173.12 15 bis 21 Spülungen

8-173.13 22 und mehr Spülungen

- Entfernung von erkranktem Gewebe an Haut und Unterhaut ohne Anästhesie (im Rahmen eines Verbandwechsels) bei Vorliegen einer Wunde (8-192)
- Lagerungsbehandlung (8-390.ff)
- Frührehabilitative Komplexbehandlung (8-55)
- Physikalisch-therapeutische Einzelmaßnahmen (8-56)
- Elektrostimulation, Elektrotherapie und Dauer der Behandlung durch fokussierten Ultraschall (8-63 bis 8-66)
- Offenhalten der oberen Atemwege (8-700)
- Maschinelle Beatmung über Maske oder Tubus (8-71)
- Sauerstoffzufuhr bei Neugeborenen (8-720)
- Transfusionen von Vollblut, Erythrozytenkonzentrat und Thrombozytenkonzentrat (8-800)

- Transfusion von Leukozyten (8-802
- Transfusion von Plasma, Plasmabestandteilen und Infusion von Volumenersatzmitteln (8-81)
- Schmerztherapie (8-91)
- Patientenmonitoring (8-92 bis 8-93)
- Phoniatrische und pädaudiologische Komplexbehandlung (9-31)
- Psychosoziale, psychosomatische und neuropsychologische Therapie (9-40)

3.4.11 Wichtige Prozeduren in der Pneumologie

Mit zunehmender Ausdifferenzierung des Systems finden sich auch mehr spezielle Prozeduren für die Pneumologie, insbesondere die Funktionsdiagnostik. Beispielhaft seien hier genannt:

1-700 Spezifische allergologische Provokationstestung
Inkl.: Kutane, orale, nasale, bronchiale, subkutane oder intravenöse allergologische Provokationstestung
Allergologische Provokationstestung durch Stichprovokation

Hinw.: Die Anwendung dieses Kodes setzt die kontinuierliche ärztliche Überwachung in Notfallbereitschaft voraus.

1-710 Ganzkörperplethysmographie
Inkl.: Untersuchung mit Applikation pharmakodynamisch wirksamer Substanzen

Hinw.: Spirometrie und Flussvolumenkurve sind im Kode enthalten

1-711 Bestimmung der CO-Diffusionskapazität
Inkl.: Single-breath- und Steady-state-Verfahren
1-712 Spiroergometrie
1-713 Messung der funktionellen Residualkapazität [FRC] mit der Helium-Verdünnungsmethode

1-714 Messung der bronchialen Reaktivität
Inkl.: Untersuchung unter pharmakologischer Belastung, Kaltluft oder Laufbelastung
1-715 Sechs-Minuten-Gehtest nach Guyatt
1-316.1 Langzeit-pH-Metrie
1-316.10 Ohne Langzeit-Impedanzmessung
1-316.11 Mit Langzeit-Impedanzmessung

3.5 Kodierung ambulanter Patienten

3.5.1 Besonderheiten für die Verschlüsselung von Diagnosen ambulanter Patienten

§ 295 SGB V verlangt die Verschlüsselung von Diagnosen auf Abrechnungsunterlagen und Arbeitsunfähigkeitsbescheinigungen, § 301 SGB V bei der Krankenhausbehandlung. Seit 2005 muss für stationäre als auch ambulante Abrechnungen einheitlich die aktuelle ICD-10-GM angewendet werden.

Für die ambulante Versorgung gelten folgende Sonderregeln:

- Es ist zulässig, auf die fünfte Stelle bei der Verschlüsselung zu verzichten.
- Es sind weiterhin die Zusatzkennzeichen **V** Verdachtsdiagnose bzw. auszuschließende Diagnose,
- **Z** (symptomloser) Zustand nach der betreffenden Diagnose, **A** ausgeschlossene Diagnose und
- **G** gesicherte Diagnose zu verwenden. Das Zusatzkennzeichen **G** ist auch zu verwenden, wenn
- **V, Z** oder **A** nicht zutreffen. Im stationären Bereich bleiben diese Zusatzkennzeichen ausgeschlossen.
- Es ist weiterhin die Seitenlokalisation mit den Zusatzkennzeichen R rechts, L links und B beidseits anzugeben. Diese Zusatzkennzeichen können auch im stationären Bereich angegeben werden.

Die Anleitung zur Verschlüsselung in der ICD-10-GM, Version 2014, führt folgende Beispiele zur unterschiedlichen Vorgehensweise bei der Verschlüsselung auf:

	Diagnose § 295 SGB V (ambulante Versorgung)	**§ 301 SGB V (stationäre Versorgung)**
Schnittwunde am linken Unterarm	S51.9 GL	S51.9 L
Schrumpfniere beiderseits	N26 GB	N26 B
Zustand nach Apoplex	I64 Z	Z86.7
Ausgeschlossener Herzinfarkt	I21.9 A	Z03.4
Verdacht auf Herzinfarkt	I21.9 V	Z03.4

3.5.2 Ambulante Kodierrichtlinien

Mit dem am 1. April 2007 in Kraft getretenen GKV-Wettbewerbsstärkungsgesetz hat der Gesetzgeber beschlossen, die Vergütung stärker an der Morbidität der Patienten auszurichten. Dafür sind valide Daten erforderlich. Gleichzeitig wurde der Finanzausgleich zwischen den gesetzlichen Krankenkassen auf eine morbiditätsorientierte Basis umgestellt („Morbi-RSA"), bei der den kodierten Diagnosen ebenfalls eine Schlüsselrolle zukommt.

Am 1. Januar 2011 traten bundesweit die „Ambulanten Kodierrichtlinien" (AKR) in Kraft. Sie gelten für alle niedergelassenen Ärzte und Psychotherapeuten, die Leistungen zu Lasten der gesetzlichen Krankenversicherung abrechnen. Ausgenommen sind im Krankenhaus durchgeführte ambulante Operationen und stationsersetzende Eingriffe (nach § 115b SGB V).

Um den niedergelassenen Ärzten und Psychotherapeuten einen reibungslosen Einstieg in die AKR zu ermöglichen, wurde mit dem Spitzenverband der gesetzlichen Krankenkassen eine sechsmonatige Übergangsphase beschlossen. Im Verlauf des Jahres 2011 wurde die Einführung des verpflichtenden umfassenden ambulanten Kodierens wieder zurückgenommen. Es ist jedoch zu betonen, dass nur durch sorgfältige Verschlüsselung auch im ambulanten Sektor einen Dokumentation der Morbidität möglich ist.

Die Ambulanten Kodierrichtlinien erläutern bestehende Regeln und sollen Interpretationsspielräume einengen. Sie bestehen aus zwei Teilen:

- Der *allgemeine* Teil enthält fachbereichsübergreifende Kodiervorgaben,
- die *speziellen* Richtlinien enthalten ganz konkrete Regelungen für ausgewählte komplexe Krankheitsbilder.

Die Ambulanten Kodierrichtlinien regeln ausschließlich die Kodierung der Diagnosen zur Abrechnung. Die Diagnosendokumentation zu medizinischen Zwecken bleibt davon unberührt.

Bei der Erarbeitung der Ambulanten Kodierrichtlinien wurden sowohl die Regeln der ICD-10-GM als auch die stationären Deutschen Kodierrichtlinien (DKR) einbezogen. Der spezielle Fokus auf die ambulante Versorgung in Deutschland erforderte eigenständige Regelungen, insbesondere für

- die Definition der Behandlungsdiagnose (statt Haupt- und Nebendagnose im stationären Bereich),
- den Bezug der Behandlungsdiagnosen auf den Arzt- bzw. Behandlungsfall (statt auf einen stationären Aufenthalt),
- die verpflichtende Angabe der Zusatzkennzeichen für die Diagnosensicherheit (nicht vorgesehen bei einem stationären Aufenthalt).

Behandlungsdiagnosen

Definition: Behandlungsdiagnosen

Behandlungsdiagnosen sind Diagnosen inkl. des zugehörigen Zusatzkennzeichens für die Diagnosensicherheit (siehe A03), für die im abzurechnenden Quartal Leistungen erbracht wurden.

Leistungen umfassen diagnostische und therapeutische Maßnahmen. Leistungen in diesem Sinne sind nur die, die zum Leistungsumfang der gesetzlichen Krankenversicherung gehören.

Eine abschließende Beurteilung ist ggf. auch erst am Quartalsende möglich, so dass eine retrospektive Betrachtung erforderlich sein kann.

Soweit im jeweiligen Quartal beauftragte Befunde oder Untersuchungen erst nach Ablauf des Quartals eingehen, kann eine gestellte Diagnose bis zum 14. Kalendertag des neuen Quartals geändert werden. Falls durch die jeweilige Kassenärztliche Vereinigung für die Übermittlung der Abrechnung eine kürzere Frist gesetzt ist, gilt diese entsprechend für die abschließende Diagnosestellung.

Nicht zu kodierende Diagnosen

- Anamnestische Diagnosen ohne Leistungsbezug im abzurechnenden Quartal (siehe A03)
- Abnorme Befunde ohne weiterführende Diagnostik bzw. Therapie (siehe A07)

Dauerdiagnosen

„Dauerdiagnosen" wurden als EDV-technische Unterstützung seit 2005 in den Praxisverwaltungssystemen etabliert, um Diagnosen aus einem Vorquartal in ein Folgequartal zu übernehmen. Entsprechend den Vorgaben dieser Kodierrichtlinien ist unbedingt zu beachten, dass eine Übernahme von Diagnosen aus einem Quartal in ein nächstes nur erfolgen darf, wenn jede dieser Diagnosen erneut die Definition einer Behandlungsdiagnose erfüllt. Dabei sind ggf. die Zusatzkennzeichen für die Diagnosensicherheit zu aktualisieren.

Befreiung von der Verschlüsselungspflicht

Bei Auftragsleistungen, für deren Durchführung nicht unbedingt und primär die Kenntnis oder Stellung von Behandlungsdiagnosen erforderlich ist, sind insbesondere Radiologen, Zytologen, Pathologen, Nuklearmediziner und Labormediziner nicht zur Verschlüsselung nach der ICD-10-GM verpflichtet

Ersatzweise ist in diesen Fachgruppen der Kode UUU einzutragen. Bei Nutzung des Ersatzkodes UUU ist kein Zusatzkennzeichen für die Diagnosensicherheit anzugeben.

Soweit von diesen Ärzten anhand der durchgeführten Diagnostik eine spezifische Diagnose gestellt werden kann, ist diese zu kodieren.

Anzahl und Reihenfolge
Pro Behandlungsfall ist mindestens eine Behandlungsdiagnose nach ICD-10-GM zu verschlüsseln. Die Anzahl von Behandlungsdiagnosen ist nicht begrenzt.

Behandelt der Arzt in einem Quartal einen Patienten wegen derselben Krankheit mehrfach, so genügt die einmalige Angabe des zugehörigen ICD-Kodes inkl. des Zusatzkennzeichens für die Diagnosensicherheit.

Die Reihenfolge der Behandlungsdiagnosen ist beliebig.

4 Spezielle Kodierregeln für die Pneumologie

4.1 Neubildungen und endoskopische Diagnostik

Die Verschlüsselung der Diagnostik und Therapie eines Malignoms sollte einer Systematik folgen, die Sitz, Ausdehnung, Begleiterscheinungen, funktionelle Folgen und Therapiefolgen berücksichtigt. Es ist dabei aber stets darauf zu achten, dass insbesondere die verschlüsselten Nebendiagnosen jeweils auch aufwandsrelevant im Sinne der Definition der Nebendiagnose waren.

4.1.1 Diagnostik und Behandlung des Primärtumors

Erfolgt die stationäre Aufnahme zur Behandlung eines primären Malignoms, ist das primäre Malignom als Hauptdiagnose-Kode zuzuweisen (DKR 0201n).

Beispiel
Ein Patient mit einem lymphogen und hepatisch metastasierten Lungenkarzinom wird zur zytostatischen Behandlung mit Carboplatin (d1)/Etoposid (d1-3) aufgenommen.

Hauptdiagnose:
C34.1 Lungenkarzinom Oberlappen

Nebendiagnosen:
C77.1 Lymphknotenmetastasen intrathorakal
C78.7 Sekundäre bösartige Neubildung der Leber

Prozedur:
8-542.32 Nicht komplexe Chemotherapie, 3 Tage, 2 Medikamente

Bei anderen Zytostatika ist ggfs. noch ein Kode für die dosisabhängige Gabe einer Substanz aus dem Zusatzentgeltkatalog anzugeben.

Der Malignom-Kode ist als Hauptdiagnose für jeden Krankenhausaufenthalt in Zusammenhang mit der bösartigen Neubildung anzugeben, bis die Behandlung endgültig abgeschlossen ist, also auch, wenn der Primärtumor nicht mehr vorhanden ist. Das gilt beispielsweise bei einer notwendigen Folgeoperation oder auch bei adjuvanter Chemotherapie. Im Beispiel werden sämtliche Tumormanifestationen angegeben, da die zytostatische Behandlung als systemische Behandlung alle Manifestationen einschließt. Die Richtigkeit dieser Vorgehensweise bei der Verschlüsselung wurde vom InEK sowie in den konsentierten Kodierempfehlungen des MDS (Medizinischer Dienst der Spitzenverbände der Krankenkassen e. V.) bestätigt.

Für die Verschlüsselung des Primärtumors sieht die ICD-10-GM folgende Systematik vor:

C33	Trachea
C34.0	Hauptbronchus Carina tracheae Hilus (Lunge)
C34.1	Oberlappen (-Bronchus)
C34.2	Mittellappen (-Bronchus)
C34.3	Unterlappen (-Bronchus)
C34.8	Bronchus und Lunge, mehrere Teilbereiche überlappend
C34.9	Bronchus oder Lunge, nicht näher bezeichnet
C37	Bösartige Neubildung des Thymus
C38.-	Bösartige Neubildung des Herzens, des Mediastinums und der Pleura *Exkl.:* Mesotheliom (C45.-)
C38.0	Herz Perikard *Exkl.:* Große Gefäße (C49.3)
C38.1	Vorderes Mediastinum
C38.2	Hinteres Mediastinum
C38.3	Mediastinum, Teil nicht näher bezeichnet
C38.4	Pleura
C38.8	Herz, Mediastinum und Pleura, mehrere Teilbereiche überlappend

C39.- Bösartige Neubildung sonstiger und ungenau bezeichneter Lokalisationen des Atmungssystems und sonstiger intrathorakaler Organe
Exkl.: Intrathorakal o. n. A. (C76.1)
Thorakal o. n. A. (C76.1)

C39.0 Obere Atemwege, Teil nicht näher bezeichnet

C39.8 Atmungsorgane und sonstige intrathorakale Organe, mehrere Teilbereiche überlappend
Bösartige Neubildung der Atmungsorgane und sonstiger intrathorakaler Organe, deren Ursprungsort nicht unter den Kategorien C30-C39.0 klassifiziert werden kann

C39.9 Ungenau bezeichnete Lokalisationen des Atmungssystems
Respirationstrakt o. n. A.

C41.- Bösartige Neubildung des Knochens und des Gelenkknorpels sonstiger und nicht näher bezeichneter Lokalisationen

C41.3- Rippen, Sternum und Klavikula

C41.30 Rippen

C41.31 Sternum

C41.32 Klavikula

C45.0 Mesotheliom der Pleura
Exkl.: Sonstige bösartige Neubildungen der Pleura (C38.4)

C45.1 Mesotheliom des Peritoneums Mesenterium, Mesokolon, Omentum, Peritoneum (parietale) (viscerale)
Exkl.: Sonstige bösartige Neubildungen des Peritoneums (C48.-)

C45.2 Mesotheliom des Perikards
Exkl.: Sonstige bösartige Neubildungen des Perikards (C38.0)

C45.7 Mesotheliom sonstiger Lokalisationen

C45.9 Mesotheliom, nicht näher bezeichnet

Zur Abbildung von Genmutationsanalysen wurde 2010 bereits ein neuer Kode geschaffen, dieser wurde 2011 weiter differenziert.

1-992 Durchführung von Genmutationsanalysen und Genexpressionsanalysen bei soliden bösartigen Neubildungen
Inkl.: Analysen zur Prognosebestimmung und zur Therapieplanung und -steuerung bei einem malignen Tumor, z. B. PCR- und Sequenzanalyse, FISH, Immunhistochemische Analyse (ICH)
Exkl.: Komplexe neuropädiatrische Diagnostik mit erweiterter genetischer Diagnostik (1-942.2)
Basisdiagnostik bei unklarem Symptomkomplex bei Neugeborenen und Säuglingen mit erweiterter genetischer Diagnostik (1-944.1)

Hinw.: Ein Kode aus diesem Bereich ist jeweils nur einmal pro stationären Aufenthalt anzugeben.

1-992.0 Analyse von 1 bis 2 genetischen Alterationen
1-992.2 Analyse von 3 bis 12 genetischen Alterationen
1-992.3 Analyse von 13 und mehr genetischen Alterationen

Die alleinige Durchführung einer EGFR-Mutationsanlyse wäre z. B. mit 1-992.0 zu kodieren.

Im Rahmen der bronchoskopischen Histologiesicherung werden häufig folgende Kodes benötigt:
Diagnostische Tracheobronchoskopie

Hinw.: Eine durchgeführte endoskopische Biopsie ist gesondert zu kodieren (1-430).

1-620 Diagnostische Tracheobronchoskopie
Inkl.: Über ein Stoma
1-620.0 Mit flexiblem Instrument
1-620.00 Ohne weitere Maßnahmen
1-620.01 Mit bronchoalveolärer Lavage
1-620.02 Mit Alveoloskopie

1-620.03 Mit katheterbasierter Luftstrommessung
1-620.0x Sonstige
1-620.1 Mit starrem Instrument
1-620.10 Ohne weitere Maßnahmen
1-620.11 Mit katheterbasierter Luftstrommessung
1-620.1x Sonstige
1-620.2 Mit Autofluoreszenzlicht
1-620.x Sonstige
1-620.y N. n. bez.

Biopsie ohne Inzision an respiratorischen Organen
Inkl.: Endoskopische Biopsie

Hinw.: Eine Endoskopie ist gesondert zu kodieren.

1-430 Endoskopische Biopsie an respiratorischen Organen

Hinw.: Die nachfolgenden Kodes umfassen die Entnahme von 1 bis 5 Biopsien.
Die Entnahme von mehr als 5 Biopsien ist mit dem Kode Stufenbiopsie zu kodieren.

1-430.0 Trachea
Inkl.: Kryobiopsie
1-430.1 ↔ Bronchus
Inkl.: Endoskopische Biopsie mittels Schlingenabtragung

Kryobiopsie
1-430.2 ↔ Lunge
1-430.3 Stufenbiopsie
1-430.x ↔ Sonstige
1-430.y N.n.bez.
1-431 Perkutane (Nadel-)Biopsie an respiratorischen Organen
1-431.0 ↔ Lunge
1-431.1 ↔ Pleura

1-431.2	Zwerchfell
1-431.x ↔	Sonstige
1-431.y	N.n.bez.
1-432	Perkutane Biopsie an respiratorischen Organen mit Steuerung durch bildgebende Verfahren *Exkl.:* Endoskopische Biopsie an respiratorischen Organen (1-430)
1-432.0	Lunge
1-432.00 ↔	Durch Feinnadelaspiration der Biopsieregion
1-432.01 ↔	Durch Stanzbiopsie ohne Clip-Markierung
1-432.02 ↔	Durch Stanzbiopsie mit Clip-Markierung der Biopsieregion
1-432.1 ↔	Pleura
1-432.2	Zwerchfell
1-432.x ↔	Sonstige
1-432.y	N.n.bez.
1-426	(Perkutane) Biopsie an Lymphknoten, Milz und Thymus mit Steuerung durch bildgebende Verfahren

Hinw.: Eine Endosonographie ist gesondert zu kodieren.

1-426.0 ↔	Lymphknoten, zervikal
1-426.1 ↔	Lymphknoten, supraklavikulär (Virchow-Drüse)
1-426.2 ↔	Lymphknoten, axillär
1-426.3	Lymphknoten, mediastinal
1-426.4	Lymphknoten, paraaortal
1-426.5 ↔	Lymphknoten, iliakal
1-426.6 ↔	Lymphknoten, pelvin
1-426.7 ↔	Lymphknoten, inguinal
1-426.8	Milz
1-426.9	Thymus
1-426.x ↔	Sonstige
1-426.y	N.n.bez.

Endosonographie (Auswahl)
Inkl.: Duplexsonographie

Hinw.: Es ist das Zielorgan der Untersuchung zu kodieren.

3-051 Endosonographie des Ösophagus
3-052 Transösophageale Echokardiographie [TEE]
Inkl.: Untersuchung der großen Gefäße
3-05f Transbronchiale Endosonographie

4.1.2 Behandlung sekundärer Neubildungen

Erfolgt die Aufnahme nur zur Behandlung von Metastasen, ist/sind die Metastase(n) als Hauptdiagnose-Kode anzugeben und zusätzlich, sofern bekannt, eine bzw. mehrere Nebendiagnose(n) für den Primärtumor. Das primäre Malignom ist selbst einige Jahre nach der Resektion des Primärtumors Nebendiagnose, da der Patient nach wie vor wegen dieses Malignoms behandelt wird. Ist die Lokalisation des Primärtumors unbekannt, ist ein Kode aus C80.- Bösartige Neubildung ohne Angabe der Lokalisation zu kodieren.

Wird ein Patient zur Behandlung nur seiner Metastasen aufgenommen, sind die Metastasen als Hauptdiagnose anzugeben. Das primäre Malignom wird in diesem Fall als Nebendiagnose verschlüsselt, da der Patient nach wie vor wegen dieses Malignoms behandelt wird. Dies gilt auch für den Fall, dass der Primärtumor Jahre zuvor entfernt wurde. (DKR 0201n)

Erfolgt die stationäre Aufnahme zur spezifischen Behandlung oder Diagnostik einer Metastasenregion, beispielsweise für einen operativen Eingriff oder eine Strahlentherapie, ist die Region mit der gruppierungsrelevanten Prozedur die Hauptdiagnose.

Beispiel
Ein Patient mit multiplen Metastasen eines Lungenkarzinoms wird wegen symptomatischer Hirnfiliae aufgenommen, es werden nur die Hirnfiliae diagnostiziert.

Hauptdiagnose:
C79.3 Sekundäre bösartige Neubildung des Gehirns

Nebendiagnose:
C34.0 Lungenkarzinom, Hauptbronchus

Prozedur:
3-220 CT Schädel mit Kontrastmittel

Wenn Sie im Einzelfall unsicher sind, welche Diagnose als Hauptdiagnose zu wählen ist, wenden Sie sich an Ihr Medizincontrolling, damit die Entscheidung ggf. gemeinsam getroffen werden kann.

Für den Kode J91* Pleuraerguss bei anderenorts klassifizierten Krankheiten findet sich kein Hinweis auf entsprechende Kreuzkodes. Jede Schlüsselnummer, die die Ätiologie des Pleuraergusses kodiert, kann verwendet werden, wie z. B. I50.1-, und wird mit einem Kreuz (†) gekennzeichnet.

Das DIMDI hat den Autoren bestätigt, dass bei der Behandlung eines Pleuraergusses auf dem Boden einer sekundären Neubildung der Pleura die Verwendung der Kodekombination C78.2†/J91* klassifikatorisch korrekt ist. So und nur so sollte also verfahren werden.

Bei der Drainagenbehandlung eines Pleuraergusses wurde neu eine Unterteilung nach Art der Drainage eingeführt:
8-144 Therapeutische Drainage der Pleurahöhle
Inkl.: Zugang durch Mini-Thorakotomie
Exkl.: Therapeutische perkutane Punktion der Pleurahöhle (8-152.1)

Drainage der Brustwand oder Pleurahöhle, offen chirurgisch (5-340.0)

Hinw.: Therapeutische Spülungen der Pleurahöhle sind gesondert zu kodieren (8-173.1 ff.).

8-144.0 ↔ Großlumig
Inkl.: Bülaudrainage
8-144.1 ↔ Kleinlumig, dauerhaftes Verweilsystem
8-144.2 ↔ Kleinlumig, sonstiger Katheter
Inkl.: Pleurakatheter

4.1.3 Nachuntersuchung bei Malignomen

Ein „Anamnese-Kode" wird dann zugewiesen, wenn man von einer definitiven Heilung ausgehen kann (DKR 0209d). Wann dies bei einem Patienten möglich ist, hängt von der jeweiligen Erkrankung ab. Da die Feststellung eigentlich nur retrospektiv möglich ist, wird die Unterscheidung eher „klinisch" auf der Basis einer fortgesetzten Behandlung des Malignoms als nach einem festgelegten Zeitrahmen getroffen.

Wenn bei einer Nachuntersuchung eines Malignoms nach Abschluss der Behandlung kein Tumorgewebe nachgewiesen wird, ist eine Diagnose der Kategorie Z08.- Nachuntersuchung nach Behandlung wegen bösartiger Neubildung die Hauptdiagnose. Da kein Tumorgewebe mehr vorhanden und die Behandlung abgeschlossen ist, darf der Primärtumor nicht mehr verschlüsselt werden.

Beispiel
Zustand nach Operation bei Lungenkarzinom, Nachuntersuchung unauffällig, kein Tumorgewebe nachweisbar, Behandlung beendet.

Hauptdiagnose:
Z08.0 Nachuntersuchung nach chirurgischem Eingriff wegen bösartiger Neubildung

Nebendiagnosen:
Z85.1 Bösartige Neubildung der Trachea, der Bronchien oder der Lunge in der Eigenanamnese
Z90.2 Verlust der Lunge (Teile der Lunge)

Wird hingegen bei einer Nachuntersuchung (erneut) Tumor gefunden, beispielsweise im Sinne eines Rezidivs oder Auftretens von Metastasen, wird das Tumorgewebe nach o. g. Definition erneut als Hauptdiagnose verschlüsselt, weil das Tumorleiden als Ganzes zytostatisch behandelt wird.

Beispiel

Die Nachuntersuchung zeigt sonografisch eine Lebermetastase, eine zytostatische Behandlung wird eingeleitet.

Hauptdiagnose:

C34.0 Lungenkarzinom Hauptbronchus

Nebendiagnosen:

C78.7 Sekundäre bösartige Neubildung der Leber

Z90.2 Verlust der Lunge (Teile der Lunge)

Prozedur:

8-542.- Nicht komplexe Chemotherapie

+ ggfs. Kode für dosisabhängige Gabe einer Substanz aus dem Zusatzentgeltkatalog

Ein Lokalrezidiv ist als Hauptdiagnose wie ein Primärtumor zu kodieren.

4.1.4 Primärtumor mit unbekannter Lokalisation

Hierfür steht der Kode C80 Bösartige Neubildung ohne Angabe der Lokalisation zur Verfügung. Ist hingegen die Entität eines immunhistochemisch wahrscheinlichen, aber nicht lokalisierbaren Lungenkarzinoms nachgewiesen, sollte C34.9 Lungenkarzinom, nicht näher bezeichnet kodiert werden. Erfolgt die Aufnahme zur Chemotherapie von Metastasen bei unbekanntem Primärtumor, ist wie bei anderen Malignomen C80.-, als Hauptdiagnose anzugeben, die den höchsten Ressourcenverbrauch zeigt (DKR 0201n).

4.1.5 Bösartige Neubildungen an mehreren Lokalisationen

Bei Vorliegen primärer Neubildungen an mehreren Lokalisationen steht der Kode C97! Bösartige Neubildungen als Primärtumoren an mehreren Lokalisationen zur Verfügung. Die einzelnen Tumoren sind separat zu kodieren. Die Schlüsselnummer C97! kann auch dann verwendet werden, wenn die einzelnen Primärtumoren nur durch eine einzige Schlüsselnummer (z. B. C43.5 Bösartiges Melanom des Rumpfes) kodiert werden. Die Wahl der Hauptdiagnose bei verschiedenen Tumoren erfolgt nach den o. a. Kriterien für die Hauptdiagnose (DKR D002f), insbesondere sollte sie nach dem Grundsatz des höchsten Ressourcenverbrauchs erfolgen. Auch hier gilt: gibt es Schwierigkeiten bei der Wahl der richtigen Hauptdiagnose, setzen Sie sich mit Ihrem Medizincontrolling in Verbindung.

4.1.6 Lymphangiosis carcinomatosa

Eine Lymphangiosis wird analog einer Metastasierung kodiert (DKR 0214d). Der Primärtumor wird, wenn bekannt, als Hauptdiagnose kodiert. Wie auch bei der Angabe einer Tumorformel, besteht bei der Verschlüsselung der Eindruck einer gewissen Klassifikationslücke oder -ungenauigkeit. Wird beispielsweise bei einem Lungenkarzinom eine beidseitige pulmonale oder bronchiale diffuse Lymphangiosis carcinomatosa nachgewiesen, so ist der kontralaterale Befall als Lungenmetastasierung (C78.0) zu verschlüsseln.

4.1.7 Malignes Lymphom

Lymphomen, die als „extranodal" ausgewiesen werden oder die sich in einem anderen Gebiet als den Lymphdrüsen befinden (z. B. das MALT-Lymphom des Magens), ist der entsprechende Kode aus den Kategorien C81 bis C88 zuzuweisen. Als einzige Metastasenlokalisationen bei malignen Lymphomen sind C79.5 Knochen(marks)herde bei malignen Lymphomen sowie C79.3 bei zerebralem oder meningealem Befall kodierbar. Auch bei

Lymphomen, die als „extranodal" ausgewiesen werden (z. B. Lunge), wird der entsprechende Kode den Kategorien C81 bis C88 zugewiesen (DKR 0215h).

Bei Lymphomen sind die folgenden Kodes nicht zuzuordnen:

C77.-	Sekundäre und nicht näher bezeichnete bösartige Neubildung der Lymphknoten
C78.-	Sekundäre bösartige Neubildung der Atmungs- und Verdauungsorgane
C79.0	Sekundäre bösartige Neubildung der Niere und des Nierenbeckens
C79.1	Sekundäre bösartige Neubildung der Harnblase sowie sonstiger und nicht näher bezeichneter Harnorgane
C79.2	Sekundäre bösartige Neubildung der Haut
C79.4	Sekundäre bösartige Neubildung sonstiger und nicht näher bezeichneter Teile des Nervensystems
C79.6	Sekundäre bösartige Neubildung des Ovars
C79.7	Sekundäre bösartige Neubildung der Nebenniere
C79.8-	Sekundäre bösartige Neubildung sonstiger näher bezeichneter Lokalisationen
C79.9	Sekundäre bösartige Neubildung nicht näher bezeichneter Lokalisation

Für die Verschlüsselung einer Knochenbeteiligung bei malignen Lymphomen ist

C79.5	Sekundäre bösartige Neubildung des Knochens und des Knochenmarkes Knochen(mark)herde bei malignen Lymphomen (Zustände klassifizierbar unter C81–C88)

anzugeben.

Soll das Vorliegen eines Befalls der Hirnhäute oder des Gehirns bei Neoplasien des lymphatischen, blutbildenden und verwandten Gewebes angegeben werden, ist eine zusätzliche Schlüsselnummer

C79.3	Sekundäre bösartige Neubildung des Gehirns und der Hirnhäute

zu verwenden.

4.1.8 Chemotherapie bei Neoplasien

Sowohl bei einem ein- als auch mehrtägigen stationären Aufenthalt ist die Erkrankung, welche die Chemotherapie erforderlich macht, als Hauptdiagnose zuzuweisen, d. h. das Malignom ist als Entlassungshauptdiagnose zu kodieren. (DKR 0201n).

Die Anwendung von Chemotherapie ist als Prozedur mit einem OPS-Schlüssel zu kodieren. Hier wird zwischen nicht komplexer Chemotherapie (8-542.-), mittelgradig komplexer und intensiver Blockchemotherapie (8-543.-) sowie hochgradig komplexer und intensiver Blockchemotherapie (8-544.-) unterschieden. Bei den für thorakale Malignome relevanten Chemotherapien sind die meisten konventionellen Schemata zur Behandlung des Lungenkarzinoms bei der Prozedur 8-542.- hinterlegt, nur die Cisplatin enthaltenden Zweifach- und Dreifachschemata bei der Prozedur 8-543.-.

Zur transparenteren Abbildung des Aufwandes der Chemotherapie erfolgt eine weitere Differenzierung der Kodes nach Anzahl der Medikamente und Applikationstagen.

Beispielhaft ist hier die Tabelle für die nicht komplexe Chemotherapie angegeben:

8-542.1	1 Tag
8-542.11	1 Medikament
8-542.12	2 Medikamente
8-542.13	3 Medikamente
8-542.14	4 Medikamente und mehr
8-542.2	2 Tage
8-542.21	1 Medikament
8-542.22	2 Medikamente
8-542.23	3 Medikamente
8-542.24	4 Medikamente und mehr
8-542.3	3 Tage
8-542.31	1 Medikament
8-542.32	2 Medikamente
8-542.33	3 Medikamente
8-542.34	4 Medikamente und mehr

8-542.4	4 Tage
8-542.41	1 Medikament
8-542.42	2 Medikamente
8-542.43	3 Medikamente
8-542.44	4 Medikamente und mehr
8-542.5	5 Tage
8-542.51	1 Medikament
8-542.52	2 Medikamente
8-542.53	3 Medikamente
8-542.54	4 Medikamente und mehr
8-542.6	6 Tage
8-542.61	1 Medikament
8-542.62	2 Medikamente
8-542.63	3 Medikamente
8-542.64	4 Medikamente und mehr
8-542.7	7 Tage
8-542.71	1 Medikament
8-542.72	2 Medikamente
8-542.73	3 Medikamente
8-542.74	4 Medikamente und mehr
8-542.8	8 Tage
8-542.81	1 Medikament
8-542.82	2 Medikamente
8-542.83	3 Medikamente
8-542.84	4 Medikamente und mehr
8-542.9	9 Tage und mehr
8-542.91	1 Medikament
8-542.92	2 Medikamente
8-542.93	3 Medikamente
8-542.94	4 Medikamente und mehr

Für den Kode 8-542.- findet sich folgender Hinweis:

Diese Kodes sind zu verwenden bei subkutaner oder intravenöser Chemotherapie mit 1-2 Medikamenten als Eintages-Chemotherapie. Jeder Therapieblock (ein- oder mehrtägig hintereinander) ist einmal zu kodieren. Es zählen nur die Tage, an denen eine Chemotherapie appliziert wird. Bei Gaben über Nacht zählt nur der Tag, an dem die Gabe begonnen wurde. Pausen von maximal einem Tag Dauer werden mitgezählt, wenn sie regelhaft zum jeweiligen Chemotherapie-Protokoll gehören. Pausen ab zwei Tagen führen dazu, dass ein neuer Kode angegeben werden muss. Es zählen alle zytostatischen Medikamente, unabhängig davon, ob sie über alle zu berechnenden Tage verabreicht wurden oder über weniger Tage. Gezählt werden die verwendeten Zytostatika und nicht die Einzelapplikationen

Für die Kodes aus 8-543.- sind die Vorgaben differenzierter:

Es werden mindestens 2 Zytostatika innerhalb des Chemotherapieblocks intravenös verabfolgt oder es erfolgt eine komplexe und intensive Chemotherapie mit aufwendiger, messungsabhängiger Therapiesteuerung (z. B. Hochdosis-Methotrexat mit spiegelabhängiger Folinsäure-Rescue). Es zählen nur die Tage, an denen eine Chemotherapie appliziert wird. Bei Gaben über Nacht zählt nur der Tag, an dem die Gabe begonnen wurde. Pausen von maximal einem Tag Dauer werden mitgezählt, wenn sie regelhaft zum jeweiligen Chemotherapie-Protokoll gehören. Pausen ab zwei Tagen führen dazu, dass ein neuer Kode angegeben werden muss. Es zählen alle zytostatischen Medikamente, unabhängig davon, ob sie über alle zu berechnenden Tage verabreicht wurden oder über weniger Tage. Gezählt werden die verwendeten Zytostatika und nicht die Einzelapplikationen. Bei Gabe von Hochdosis-Methotrexat zählen die Tage mit Spiegelmessung zur Chemotherapie.

Die Liste bzw. Zuordnung wird ständig aktualisiert und ist nachzulesen auf der Seite http://www.dimdi.de/static/de/klassi/ops/index.htm. Ferner sind zusatzentgeltfähige Zytostatika, Antikörper oder Wachstumsfaktoren ab einer bestimmten Dosis extra zu kodieren, und zwar nach Dosisschritten. Bei der Gabe von verschiedenen Antibiotika und Antimykotika wird genauso verfahren. Es ist die Zuordnung des jeweiligen OPS-Kodes entsprechend der verabreichten Dosierung zu wählen. Im Verlauf der Jahre wurden die Preisentwicklungen verschiedener Zytostatika bei Auslaufen des Patentschutzes nachgezeichnet, indem die unteren Dosisgruppen gestrichen wurden. Die jetzt bei manchen Medikamenten (z. B. Gemcitabine) eingefügten ultrahohen Dosisgruppen sind nur für teilstationäre Fälle relevant. Hier wird oft quartalsweise abgerechnet und die Dosis mehrerer Zyklen addiert.

Eine eventuell bei der Zubereitung entstehende Verwurfmenge kann im stationären Bereich, anders als bei der ambulanten Rezeptur, nicht kodiert werden. Es gilt ausschließlich die tatsächlich applizierte Dosis für die Zuordnung des Kodes. Für die Wahl des OPS-Kodes ist die verabreichte Gesamtdosis des Falles heranzuziehen. Entsprechende Dosen aus zwei Zyklen während eines stationären Aufenthaltes sind zu addieren. Als Datum ist die erste Gabe des Medikamentes zu wählen. Am wenigsten fehleranfällig dürfte es sein, wenn die Verschlüsselung der Zytostatika durch den „Leistungserbringer" Apotheke direkt bei der jeweiligen Zubereitung kodiert wird.

Beispiel

Ein Patient mit hepatisch metastasiertem Adenokarzinom der Lunge (cT2N2M1b) (Körperoberfläche 2,0 m^2, 80 kg) wird zur stationären Chemotherapie mit Cisplatin/Pemetrexed (Cisplatin 75 mg/m^2; Pemetrexed 500 mg/m^2 jeweils Tag 1) aufgenommen.

Hauptdiagnose:

C34.1 Lungenkarzinom Oberlappen

Nebendiagnosen:

C77.1 Intrathorakale Lymphknotenmetastasen

C78.7 Sekundäre bösartige Neubildung der Leber

Prozedur:

8-543.12 mittelgradig komplexe Chemotherapie (ein Tag, zwei Medikamente)

6-001.c4 Pemetrexed parenteral, 1000 bis unter 1100 mg

4.1.9 Andere Chemotherapie

Als Chemotherapie im Allgemeinen bezeichnet man auch die Behandlung mit Medikamenten wie Virustatika, zytotoxischen Antibiotika oder immunmodulierenden Substanzen. Erfolgt eine stationäre Chemotherapie zur Behandlung von anderen Erkrankungen als Neoplasien, beispielsweise zur Cyclophosphamid-Therapie bei granulomatöser Polyangiitis (früher: M. Wegener), erfolgt die Abbildung über den entsprechenden OPS-Kode, zusätzlich ist 8-547.30 Immunsuppression intravenös zu verschlüsseln.

2011 wurden im ICD-10 folgende Kodes neu aufgenommen:

Z29.2- Sonstige prophylaktische Chemotherapie
Inkl.: Chemoprophylaxe
Prophylaktische Antibiotikaverabreichung
Z29.20 Lokale prophylaktische Chemotherapie
Z29.21 Systemische prophylaktische Chemotherapie
Z29.28 Sonstige prophylaktische Chemotherapie

Hier findet unerklärlicher Weise eine Begriffsvermengung zwischen antineoplastischer und antibakterieller Chemotherapie statt.

Orale antineoplastische Therapien können nicht kodiert werden.

Eine Ausnahme stellen bestimmte Antikörper oder Tyrosinkinaseinhibitoren dar, für die es einen OPS- Kode gibt (z. B. Imatinib 6-001.g, Temozolimid 6-002.e, Sorafenib 6-003.b, Crizotinib 6-006.c).

4.1.10 Strahlentherapie bei Neoplasien

Strahlentherapeutische Prozeduren sind seit 2004 gruppierungsrelevant und daher vollständig und gewissenhaft zu kodieren (8-52 ff. Strahlentherapie, 8-53 ff. Nuklearmedizinische Therapie). Die Strahlentherapie beinhaltet die regelmäßige Dokumentation mit geeigneten Systemen (Film, Portal-Imaging-System). Auch Simulationsprozeduren, die vor Beginn der eigentlichen Bestrahlung erbracht werden, sind gruppierungsrelevant und müssen daher vollständig erfasst werden. Jede Bestrahlungsfraktion ist einzeln zu kodieren. Eine Fraktion umfasst alle Einstellungen und Bestrahlungsfelder für die Bestrahlung eines Zielvolumens. Ein Zielvolumen ist das Körpervolumen, welches ohne Patientenumlagerung oder Tischverschiebung über zweckmäßige Feldanordnungen erfasst und mit einer festgelegten Dosis nach einem bestimmten Dosiszeitmuster bestrahlt werden kann.

Die Bestrahlungssimulation (8-528-.) und die Bestrahlungsplanung (8-529-.) sind gesondert zu kodieren. Hauptdiagnose ist stets das behandelte Malignom bzw. die behandelte Metastase. Bei systemischer Strahlentherapie ist der Primärtumor als Hauptdiagnose zu werten. Unter systemischer Strahlentherapie versteht man z. B. die Behandlung mit strahlenden intravenös verabreichten Nukliden oder eine Ganzkörperbestrahlung. Die Anzahl der Bestrahlungsprozeduren ist gruppierungsrelevant. Daher muss hier besondere Sorgfalt bei der Dokumentation angewendet werden.

4.1.11 Komplikationen, Symptome oder Folgeerscheinungen von malignen Erkrankungen

Wenn sich der Patient mit einem Symptom vorstellt und während der Behandlungsphase die zu Grunde liegende Erkrankung identifiziert wird, dann wird diese als Hauptdiagnose-Kode zugewiesen und das Symptom soll nicht kodiert werden. Sofern sich ein Patient mit Folgeerscheinungen vorstellt (z. B. Anämie, Mangelernährung, Tumorschmerz) und die ursächliche Erkrankung zum Zeitpunkt der Aufnahme bekannt ist, dann sollte das

Symptom als Hauptdiagnose-Kode zugewiesen werden und die zu Grunde liegende Erkrankung als Nebendiagnose eingegeben werden, sofern nur das Symptom behandelt wird. Wird aber auch die Grundkrankheit lokal (z. B. Stent) oder systemisch (Chemotherapie) behandelt, so kodieren Sie die zu Grunde liegende Erkrankung als Hauptdiagnose.

Beispiel

Ein Patient mit lokoregionär und hepatisch metastasiertem Lungenkarzinom entwickelt nach Chemotherapie eine Diarrhoe und wird wegen Dehydratation stationär mit Infusionen behandelt.

Hauptdiagnose:

K52.1	Toxische Gastroenteritis

Nebendiagnosen:

Y57.9!	Komplikationen durch Arzneimittel (als verbundene Diagnose mit K52.1)
C34.0	Lungenkarzinom zentral
E86	Volumenmangel

Die bei diesem Aufenthalt nicht behandlungsrelevanten Metastasen wurden nicht kodiert. Im Beispiel wurde weiterhin die als Komplikation aufgetretene Erkrankung verbunden mit dem optionalen Kode Y57.9! Komplikationen durch Arzneimittel oder Drogen, der Nebenwirkungen charakterisieren soll, die nach indikationsgerechter und verordnungsgemäßer Applikation aufgetreten sind (DKR 1917o). Da mit jedem Datensatz möglichst eindeutig über ein Krankheitsgeschehen Auskunft gegeben werden soll, ist die Verwendung dieses Kodes sehr zu empfehlen, auch wenn er nicht gruppierungsrelevant ist (Darlegungsfähigkeit der verschlüsselten Diagnosen). Das gilt auch für den Kode Y84.9! Zwischenfälle durch medizinische Maßnahmen, nicht näher bezeichnet, der kurz-, mittel- oder langfristige Folgen einschließt. So kann z. B. eine strahlenbedingte Ösophagitis mit der Kodekombination K20/Y84.9! auch als solche ausgedrückt werden.

Die optionalen Kodes sind nicht erforderlich, wenn andere Kodes verwendet werden können, die für die spezifische Verschlüsselung von Komplikationen vorgesehen sind, wie

E89.- endokrine und Stoffwechselstörungen
I97.- Kreislaufkomplikationen
J95.- Krankheiten der Atemwege

jeweils nach medizinischen Maßnahmen, anderenorts nicht klassifiziert, oder es stehen einzelne Diagnosekodes wie

J70.0 Strahlenpneumonitis
J70.1 Lungenfibrose nach Strahleneinwirkung

zur Verfügung.

Beispiel
Bei dem Patienten aus dem vorhergehenden Beispiel (mit lokoregionär und hepatisch metastasiertem Lungenkarzinom) wird wegen Hämoptysen eine Bronchoskopie durchgeführt, es erfolgt eine Abtragung bzw. Koagulation endobronchialer, blutender Tumoranteile mittels Neodym YAG Laser. Die weiteren o. a. Komplikationen sind ebenfalls vorhanden.

Hauptdiagnose:
C34.0 Lungenkarzinom zentral

Nebendiagnosen:
R04.2 Hämoptoe
K52.1 Toxische Gastroenteritis
Y57.9! Komplikationen durch Arzneimittel
E86 Volumenmangel

Prozeduren:
1-620.1 Diagnostische Tracheobronchoskopie starr
5-320.0 Exzision und Destruktion von erkranktem Gewebe eines Bronchus, durch Bronchoskopie
5-985.6 Neodym YAG Laser

Eine Anämie bei Neubildungen (D63.0*) verlangt nach den Regeln für Kreuz-Stern-Kombinationen, dass die Neubildung Hauptdiagnose wird und bildet somit eine Ausnahme der Grundregel. Eine Anämie ist in der Regel nur dann zu verschlüsseln, wenn sie auch zu einem therapeutischen, diagnostischen oder Überwachungsaufwand geführt hat.

Beispiel

Ein Patient mit bekanntem Lungenkarzinom stellt sich mit Anämie vor. Lediglich die chronische Anämie wird durch Bluttransfusionen behandelt (3 Konserven).

Hauptdiagnose:
C34.0† Lungenkarzinom zentral

Nebendiagnose:
D63.0* Anämie bei Neubildungen

Prozedur:
8-800.c0 Erythrozytenkonzentrat 1 TE bis unter 6 TE

Am Beispiel der Gastroenteritis, die entweder unabhängig von der Grundkrankheit oder komplizierend auftreten kann, lassen sich notwendige Abwägungen bei der Kodierung aufzeigen. Da die meisten akuten (unter sechs Wochen Dauer) Diarrhoen bei Kindern wie auch beim Erwachsenen infektiösen Ursprungs, die Keime aber in 60 bis 70% nicht nachweisbar sind, sollten sie in solchen Fällen wie folgt kodiert werden:

A09.0 Diarrhoe und Gastroenteritis, vermutlich infektiösen Ursprungs. Lediglich in Fällen, in denen eine infektiöse Ursache ausgeschlossen wurde, ist K52.- Andere nicht-infektiöse Gastroenteritis und Kolitis bzw. die Erkrankung, die als Ursache der Diarrhoe angesehen wird, zu kodieren. Für die Gastroenteritis hingegen als Therapiefolge einer zytostatischen oder auch antibiotischen Chemotherapie steht wie im Beispiel der Kode K52.1 Toxische Gastroenteritis in Kombination mit Y57.9! Komplikationen durch Arzneimittel zur Verfügung. Es ist also eine klinische Arbeitshypothese festzulegen, der die Kodierung zu folgen hat, auch wenn die Behandlung der verschiedenen Formen der Gastroenteritis jeweils gleich ist.

Bei Aufnahmen zur Behandlung einer Gastroenteritis mit Dehydratation ist die Gastroenteritis als Hauptdiagnose anzugeben und die Dehydratation (E86 Volumenmangel) als Nebendiagnose. Eine Rehydratation (intravenöse Gabe von Flüssigkeit) allein ist kein Kriterium für eine Dehydratation, da eine Rehydrierung sowohl zur Behandlung als auch zum Vermeiden einer Dehydratation durchgeführt werden kann. Die Diagnose einer Dehydratation muss klinisch gestellt und dokumentiert werden, um kodiert werden zu können.

Weitere Beispiele aus der Praxis für Komplikationen oder Folgeerscheinungen von Malignomen und deren Behandlung oder auch anderen Erkrankungen sind (Klartext beschreibend und teilweise nicht dem Wortlaut der ICD-10-GM entsprechend):

D61.10	zytostatikainduzierte aplastische Anämie
D69.58/Y57.9!	zytostatikainduzierte Thrombopenie, nicht transfusionsrefraktär
D70.10	Arzneimittelinduzierte Agranulozytose (bzw. Neutropenie), Dauer < 4 Tage
E05.8/Y84.9!	durch Kontrastmittel induzierte Hyperthyreose
I87.1	Vena-cava-superior-Syndrom
J38.0 ff.	Recurrensparese
J95.80	Iatrogener Pneumothorax
J96.0f/J96.1f	akute/chronische respiratorische Insuffizienz
J98.0	Bronchusstenose
J98.1	Totalatelektase
J98.6	Phrenicusparese
M89.46	Marie-Bamberger-Syndrom (hier: Unterschenkel)
R64	Kachexie

Hinw.: Dieser Kode wie auch andere ernährungsbezogene Kodes sind adäquat zu dokumentieren. Laut Kodierempfehlungen des MDK ist dieser

Kode erst ab einem BMI < 18,5 kg/m^2 zu verwenden. Angesichts der schweregradsteigernden Bedeutung solcher Kodes lohnt es sich aber, die Anwendung der differenzierten Kriterien der Deutschen Gesellschaft für Ernährung in Erwägung zu ziehen:

Diagnostische Kriterien zur Identifikation der Kachexie im Erwachsenenalter nach Evans 2008

Gewichtsverlust von ≥5%* in ≤12Monaten bei Vorliegen einer Erkrankung**, PLUS DREI der folgenden Kriterien:

- Verringerte Muskelkraft
- Erschöpfung (Fatigue)
- Anorexie
- niedriger Fettfreie-Masse-Index (fettreie Masse [kg]/Körpergröße^2 [m^2])
- abnormale Biochemie
  - erhöhte Entzündungsmarker (CRP > 5,0mg/L, IL-6 > 4,0 pg/mL)
  - Anämie (Hb < 12 g/dL)
  - niedriges Serumalbumin (< 32 g/L)

Hunger, Malabsorption, primäre Depression, Hyperthyroidismus und altersassoziierter Verlust an Muskelmasse müssen exkludiert werden.
* ohne Ödem; ** falls Gewichtsverlust nicht eruierbar, ist ein BMI <20,0 kg/m2 für die Diagnose der Kachexie ausreichend.

Zur Abrechnung solcher Kodes muss ein „Aufwand" dokumentiert werden, z. B. hochkalorische Ernährung.

Es bleiben auch in der ICD-10-GM 2014 noch Klassifikationslücken bestehen, wie z. B. für eine ösophagotracheale Fistel. Geschlossen wurde 2007 die Lücke für eine tumorbedingte Trachealstenose:

J39.80 Erworbene Stenose der Trachea
Erworbene Stenose der Trachea o. n. A.
Exkl.: Stenose der Trachea:

- angeboren (Q32.1)
- nach medizinischen Maßnahmen (J95.81)
- syphilitisch (A52.7)
- tuberkulös a. n. k. (A16.4)

4.1.12 Palliativpflege

Eine Palliativpflegephase ist dann gegeben, wenn die Erkrankung eines Menschen über das Stadium, in dem eine kurative Behandlung möglich ist, fortgeschritten ist oder in den Fällen, in denen sich eine Person gegen eine kurative Behandlung entscheidet. Die palliative Behandlung trägt zur Leidensverminderung und Verbesserung der Lebensqualität eines Patienten bei.

Interventionen wie Radiotherapie, Chemotherapie und chirurgische Eingriffe sowie die sogenannte „best supportive care" werden als Teil der palliativen Behandlungsphase betrachtet, sofern sie speziell zur symptomatischen Abhilfe eingesetzt werden. Dabei ist die Palliativpflege in Deutschland nicht gebunden an spezialisierte Einrichtungen oder Palliativstationen.

Sie beinhaltet Pflege
1. in der Regel auf einer Palliativstation
2. in einem bestimmten Palliativpflege-Programm oder
3. unter der obligatorischen hauptsächlichen klinischen Leitung eines Palliativmediziners.

Die durch Palliativpflege-Spezialisten angebotenen Dienste schließen ein:
- klinische Beratung/Betreuung
- persönliche Betreuung
- psychische/emotionale Unterstützung/Beratung
- häusliche Pflege/Unterstützung
- Schulung
- Fallmanagement/Pflegekoordination.

2005 wurde erstmals der OPS Kode 8-982.- zur Abbildung der palliativmedizinischen Therapie geschaffen. Der Kode ist nach Dauer unterteilt und an strukturelle Bedingungen gebunden:

8-982 Palliativmedizinische Komplexbehandlung

Hinw.: Mindestmerkmale:

- Durchführung eines standardisierten palliativmedizinischen Basisassessments (PBA) zu Beginn der Behandlung
- Aktive, ganzheitliche Behandlung zur Symptomkontrolle und psychosozialen Stabilisierung ohne kurative Intention und im Allgemeinen ohne Beeinflussung der Grunderkrankung von Patienten mit einer progredienten, fortgeschrittenen Erkrankung und begrenzter Lebenserwartung unter Einbeziehung ihrer Angehörigen und unter Leitung eines Facharztes mit der Zusatzweiterbildung Palliativmedizin
- Aktivierend- oder begleitend-therapeutische Pflege durch besonders in diesem Bereich geschultes Pflegepersonal
- Erstellung und Dokumentation eines individuellen Behandlungsplans bei Aufnahme
- Wöchentliche multidisziplinäre Teambesprechung mit wochenbezogener Dokumentation bisheriger Behandlungsergebnisse und weiterer Behandlungsziele
- Einsatz von mindestens zwei der folgenden Therapiebereiche:
- Sozialarbeit/Sozialpädagogik, Psychologie, Physiotherapie/Ergotherapie, künstlerische Therapie (Kunst- und Musiktherapie), Entspannungstherapie, Patienten-, Angehörigen- und/oder Familiengespräche mit insgesamt mindestens 6 Stunden pro Patient und Woche patientenbezogenen in unterschiedlichen Kombinationen. (Die Patienten-, Angehörigen und/oder Familiengespräche können von allen Berufsgruppen des Behandlungsteams durchgeführt werden.)

8-982.0 Bis zu 6 Behandlungstage
8-982.1 Mindestens 7 bis höchstens 13 Behandlungstage
8-982.2 Mindestens 14 bis höchstens 20 Behandlungstage
8-982.3 Mindestens 21 Behandlungstage

Als Kodiervoraussetzung ist 2009 ein Basisassessment neu hinzugekommen, diesbezüglich sind im OPS Bedingungen definiert (siehe 1-774 Standardisiertes palliativmedizinisches Basisassessment (PBA)).

In den OPS 2012 neu aufgenommen wurde ein Kode zur spezialisierten stationären palliativen Komplexbehandlung (8-98e). Er ist, anders als die bisherige palliative Komplexbehandlung, speziell auf Patienten abgestimmt, die auf einer expliziten Palliativstation mit mindestens 5 Betten behandelt werden.

Hervorzuheben sind hier insbesondere die Notwendigkeit eines palliativmedizinischen Rufdienstes, tägliche interdisziplinäre Besprechungen und der Einsatz eines Fallkoordinators.

Bereits bestehende Palliativstationen wurden lange Zeit mit tagesgleichen Pflegesätzen als „besondere Einrichtung" abgerechnet. Die Vergütung ist hierbei oft höher als bei Abrechnung des Zusatzentgelts. Es ist ein Bestreben der Karnkenkassen und des InEK, auch diese Palliativstationen in ein pauschaliertes System zu überführen. Das ist wohl ein Hintergrund für die Einführung der Kodes 8-98e Spezialisierte stationäre palliativmedizinische Komplexbehandlung. Da der Kode 2012 erstmals eingeführt wurde, konnte für das System 2014 eine Kalkulation erfolgen, so dass er ab 2014 entgeltrelevant wurde. Bereits 2015 hat eine erste Erlösanpassung stattgefunden.

8-98e Spezialisierte stationäre palliativmedizinische Komplexbehandlung
Exkl.: Palliativmedizinische Komplexbehandlung (8-982 ff.)

Hinw.: Mindestmerkmale:

- Kontinuierliche, 24-stündige Behandlung auf einer eigenständigen Palliativeinheit (mindestens 5 Betten) durch ein multidisziplinäres und multiprofessionelles, auf die besonders aufwendige und komplexe Palliativbehandlung spezialisiertes Team. Fachliche Behandlungsleitung durch einen Facharzt mit Zusatzweiterbildung Palliativmedizin und mindestens 6-monatiger Erfahrung in der Behandlung von Palliativpatienten auf einer Palliativstation oder in einer anderen Einrichtung der spezialisierten Palliativversorgung. Die 24-stündige fachliche Behandlungsleitung kann durch Rufbereitschaft gewährleistet werden.
- Von Montag bis Freitag tagsüber eine mindestens 7-stündige ärztliche Anwesenheit auf der Palliativeinheit
- Pflegerische Leitung mit Nachweis einer anerkannten curricularen palliativpflegerischen Zusatzqualifikation von mindestens 160

Stunden sowie mit mindestens 6-monatiger Erfahrung in einer Einrichtung der spezialisierten Palliativversorgung
- Durchführung eines standardisierten palliativmedizinischen Basisassessments (PBA) zu Beginn der Behandlung
- Tägliche multiprofessionelle Fallbesprechung mit Dokumentation
- Erstellung und Dokumentation eines individuellen Behandlungsplans bei Aufnahme
- Begleitung des Patienten durch einen fallbezogenen Koordinator
- Aktive, ganzheitliche Behandlung zur Symptomkontrolle und psychosozialen Stabilisierung, ohne kurative Intention und im Allgemeinen ohne Beeinflussung der Grunderkrankung von Patienten mit einer progredienten, fortgeschrittenen Erkrankung und begrenzter Lebenserwartung unter Einbeziehung ihrer Angehörigen
- Bedarfsgerechte Anwendung spezialisierter apparativer palliativmedizinischer Behandlungsverfahren und deren kontinuierliche Überwachung, z. B. Schmerzpumpen und weitere kontinuierliche parenterale Therapien zur Symptomkontrolle
- Aktivierend- oder begleitend-therapeutische Pflege durch besonders in diesem Bereich geschultes Pflegepersonal
- Wöchentliche multidisziplinäre Teambesprechung mit wochenbezogener Dokumentation bisheriger Behandlungsergebnisse und weiterer Behandlungsziele
- Einsatz von mindestens zwei der folgenden Therapiebereiche: Sozialarbeit/Sozialpädagogik, Psychologie, Physiotherapie/Ergotherapie, künstlerische Therapie (Kunst- und Musiktherapie), Entspannungstherapie, Patienten-, Angehörigen- und/oder Familiengespräche mit insgesamt mindestens 6 Stunden pro Patient und Woche patientenbezogenen in unterschiedlichen Kombinationen (Die Patienten-, Angehörigen- und/oder Familiengespräche können von allen Berufsgruppen des Behandlungsteams durchgeführt werden.)
- Bedarfsgerechte Vermittlung zu qualifizierten und kontinuierlichen Unterstützungsangeboten für Angehörige (auch über den Tod des Patienten hinaus)
- Bedarfsgerechte Vermittlung und Überleitung zu nachfolgenden Betreuungsformen der allgemeinen und spezialisierten Palliativversorgung unter besonderer Berücksichtigung von Notfallvorausplanung, strukturierter Anleitung von Angehörigen, sozialrechtlicher Beratung und bedarfsgerechter Zuweisung

8-98e.0 Bis zu 6 Behandlungstage
8-98e.1 Mindestens 7 bis höchstens 13 Behandlungstage
8-98e.2 Mindestens 14 bis höchstens 20 Behandlungstage
8-98e.3 Mindestens 21 Behandlungstage

1-774 Standardisiertes palliativmedizinisches Basisassessment (PBA)
Exkl.: Palliativmedizinische Komplexbehandlung (8-982)

Hinw.: Dieser Kode ist nur einmal pro stationären Aufenthalt anzugeben.

Die Anwendung dieses Kodes setzt die Untersuchung von mindestens fünf Bereichen der Palliativversorgung (z. B. Schmerzanamnese, Symptomintensität, Lebensqualität, Mobilität, Selbsthilfefähigkeit, Stimmung, Ernährung, soziale Situation, psychosoziale Belastetheit, Alltagskompetenz) voraus, die mit standardisierten Messverfahren untersucht werden. Die Durchführung lediglich eines Minimalassessments ist hier nicht ausreichend.

1-773 Multidimensionales palliativmedizinisches Screening und Minimalassessment
Exkl.: Standardisiertes palliativmedizinisches Basisassessment (1-774)
Palliativmedizinische Komplexbehandlung (8-982)

Hinw.: Dieser Kode ist nur einmal pro stationären Aufenthalt anzugeben.

Hier soll die Kurzform des Basisassessments kodiert werden.

Die Anwendung dieses Kodes setzt die Untersuchung von mindestens drei Bereichen der Palliativversorgung (z. B. Schmerzanamnese, Symptomintensität, Lebensqualität, psychosoziale Belastetheit, Alltagskompetenz) voraus, die mit standardisierten Messverfahren untersucht werden.

In 2017 neu aufgenommen wurde eine Kodierung für die Behandlung durch einen externen Palliativdienst:

8-98h Spezialisierte palliativmedizinische Komplexbehandlung durch einen Palliativdienst Exkl.:

Palliativmedizinische Komplexbehandlung (8-982 ff.)

Spezialisierte stationäre palliativmedizinische Komplexbehandlung (8-98 ff.)

Hinw.: Ein Kode aus diesem Bereich ist jeweils nur einmal pro stationärem Aufenthalt anzugeben

Mindestmerkmale:

- Der Palliativdienst ist ein abteilungsübergreifend tätiges, organisatorisch eingenständiges, multiprofessionelles und auf die komplexe Palliativbehandlung spezialisiertes Team, bestehend aus ärztlichem Dienst, pflegerischem Dienst und mindestens einem Vertreter eines weiteren Bereiches: Sozialarbeit/Sozialpädagogik, Psychologie/Psychotherapie, Physiotherapie, Ergotherapie. Er bietet seine Leistungen zur Mitbehandlung von Patienten in einer fallführenden Abteilung ab.
- Ärztliche Behandungsleitung durch einen Facharzt mit Zusatzweiterbildung Palliativmedizin und pflegerische Leitung durch eine Pflegefachkraft mit Nachweis einer anerkannten curricularen palliativpflegerischen Zusatzqualifikation von mindestens 160 Stunden (jeweils mit 6-monatiger Erfahrung in der spezialisierten Palliativversorgung)
- 24-stündige Erreichbarkeit und Anwesenheit bei fachlicher Notwendigkeit eines Facharztes aus dem Palliativdienst für die fallführende Abteilung
- Durchführung eines standartisierten palliativmedizinischen Basisassessments (PBA) zu Beginn der Behandlung durch den Palliativdienst
- Erstellung eines mit der fallführenden Abteilung abgestimmten, individuellen Behandlungsplans zu Beginn der Behandlung durch den Palliativdienst

- Patientenindividuelle Verlaufsdokumentation palliativmedizinischer Behandlungsziele und Behandlungsergebnisse durch den Palliativdienst
- Aktive, ganzheitliche Behandlung zur Symptomkontrolle und psychosozialen Stabilisierung ohne Beeinflussung der Grunderkrankung von Patienten mit einer progredienten, fortgeschrittenen Erkrankung und begrenzter Lebenserwartung , ggf unter Einbeziehung ihrer Angehörigen, ergänzend zu der Behandlung der fallführenden Abteilung
- Wöchentliche Teambesprechung des Palliativdienstes mit Anwesenheit der ärztlichen Behandlungsleitung und der pflegerischen Leitung oder deren Stellvertreter sowie mindestens einem weiteren Vertreter der an der Patientenversorgung beteiligten Berufsgruppen des Palliativdienstes
- Bedarfsgerecht vorausschauende Versorgungsplanung und Koordination der Palliativversorgung z. B. durch Indikationsstellung zur Vermittlung und Überleitung zu nachfolgenden Betreuungsformen der allgemeinen und spezialisierten Palliativversorgung unter besonderer Berücksichtigung der Notfallvorausplanung
- Ggf. bedarfsgerechte Vermittlung zu qualifizierten und kontinuierlichen Unterstützungsangeboten für Angehörige
- Der Zeitaufwand, der von Ärzten des Palliativdienstes, von Pflegefachkräften des Palliativdienstes und von Vertretern der oben genannten Bereiche des Palliativdienstes am Patienten sowie patientenbezogen an seinen Angehörigen/Bezugspersonen erbracht wurde, wird über den gesamten stationären Aufenthalt addiert und entsprechend kodiert.

8-98h.0 Durch einen internen Palliativdienst

Hinw.: Ein Kode aus diesem Bereich ist nur zu verwenden, wenn der Palliativdienst des Krankenhauses, in dem der Patient stationär behandelt wird, die palliativmedizinische Behandlung durchführt

8-98h.0 0 bis unter 2 Stunden
8-89h.01 2 bis unter 4 Stunden
8-89h.02 4 bis unter 6 Stunden

8-89h.03 6 bis unter 9 Stunden
8-89h.04 9 bis unter 12 Stunden
8-89h.05 12 bis unter 15 Stunden
8-89h.06 15 bis unter 20 Stunden
8-89h.07 20 bis unter 25 Stunden
8-89h.08 25 bis unter 35 Stunden
8-89h.09 35 bis unter 45 Stunden
8-89h.0a 45 bis unter 55 Stunden
8-89h.0b 55 oder mehr Stunden

8-98h.1 Durch einen externen Palliativdienst

Hinw.: Ein Kode aus diesem Bereich ist nur zu verwenden, wenn der Palliativdienst eines externen Leistungserbringers die palliativmedizinische Behandlung durchführt

8-89h.1 0 bis unter 2 Stunden
8-89h.11 2 bis unter 4 Stunden
8-89h.12 4 bis unter 6 Stunden
8-89h.13 6 bis unter 9 Stunden
8-89h.14 9 bis unter 12 Stunden
8-89h.15 12 bis unter 15 Stunden
8-89h.16 15 bis unter 20 Stunden
8-89h.17 20 bis unter 25 Stunden
8-89h.18 25 bis unter 35 Stunden
8-89h.19 35 bis unter 45 Stunden
8-89h.1a 45 bis unter 55 Stunden
8-89h.1b 55 oder mehr Stunden

Die Kodes 8-982.1 bis 8-982.3 erzeugen im DRG-System seit 2016 das Zusatzentgelt ZE 60.-, welches in der Höhe nach Dauer der Palliativbehandlung differenziert ist (ZE60.01: 7–13 Tage, ZE60.02: 14–20 Tage, ZE60.01: mindestens 21 Tage). Die Erfahrungen aus den Vorjahren zeigen, dass das Vorliegen der Strukturvoraussetzungen von der Kostenträgerseite eingehend geprüft wird. Zusätzlich ist die patientenindividuelle Dokumentation des Basisassessments, des Behandlungsplanes, der interdisziplinären Teambesprechungen und von mindestens zwei der o. g. Therapiebereichen mit ausreichender Dauer (mindestens 6 Stunden pro Patient und Woche) notwendig. Eine spezielle Palliativstation im Krankenhaus ist für die Abrechnung des ZE 145.- notwendig, weiterhin müssen die Voraussetzungen des OPS-Kodes 8-98e.1 bis 8-98e.3 vorliegen.

Die Kodes 898h.- erzeugen das umbewertete ZE2017-133 (durch einen internen Palliativdienst, bzw. ZE2017-134) durch einen externen Palliativdienst. Der Erlös dieser ZEs ist anhand der vorgelegten Kostenkalkulation vor Ort mit den Kostenträgern zu verhandeln.

Z51.5 Palliativpflege sollte als Nebendiagnose-Kode zugewiesen werden, wenn die Pflege des Patienten der oben genannten Definition entspricht. Palliativpflege darf niemals als Hauptdiagnose zugewiesen werden. Vielmehr sollte ein Hauptdiagnose-Kode zugewiesen werden, der die Diagnose darstellt, aus der die relativ verkürzte Prognose als Folge hervorgeht. Zum Beispiel sollte einem Patienten mit zu Grunde liegendem HIV/AIDS, der an einem Kaposi-Sarkom leidet oder an einem sonstigen verwandten Malignom, ein dementsprechender Kode als Hauptdiagnose zugewiesen werden. Es kommt immer wieder vor, dass von Kostenträgern aus pekuniären Gründen bei Palliativpatienten die Verschlüsselung eines unspezifischen Symptoms, z. B. Schwindel oder Volumenmangel, als Hauptdiagnose gefordert wird. Die Begründung lautet, der Tumor sei ja nicht behandelt worden. Hier liegt ein fundamentales Missverständnis der Palliativtherapie vor, die sich ja nicht ausschließlich um einzelne Symptome kümmert, sondern den Patienten und sein gesamtes psychosoziales Umfeld im Fokus hat. Hier fehlt bisher in den Kodierrichtlinien eine eindeutige Klarstellung, analog zum Vorgehen bei Chemotherapie. In den Kodierempfehlungen des MDK (SEG4) findet sich jedoch ein entsprechendes Beispiel, das die Kodierung des Malignoms als Hauptdiagnose empfiehlt.

SEG 4 Kodierempfehlung Nr. 176
Problem/Erläuterung
Aufnahme eines Patienten zur Behandlung multipler Tumorsymptome bei metastasiertem Lungenkarzinom (Übelkeit, Gewichtsverlust, Schwindel, Schmerzen, Luftnot). Therapie: Antiemetika, parenterale Ernährung, Schmerzmedikation, Sauerstoffgabe. Keine spezifische Therapie des Grundleidens, Patient verstirbt am Tumorleiden. Was ist die Hauptdiagnose?

Kodierempfehlung
Aufnahmeanlass ist die Palliativtherapie der malignen Erkrankung, die mit

C34.-	Bösartige Neubildung der Bronchien und der Lunge als Hauptdiagnose

kodiert wird.

4.2 Chronisch obstruktive Lungenerkrankung und endoskopische Lungenvolumenreduktion

Für den Formenkreis der chronisch obstruktiven Bronchitis bzw. des Lungenemphysems (COPD) werden im Krankenhaus meistens die Kodes aus der Kategorie J44.- Sonstige chronisch obstruktive Lungenerkrankung verwendet. Eine zusätzliche Verschlüsselung des meist gleichzeitig vorliegenden Lungenemphysems aus der Kategorie J43.- ist aber nicht gestattet. Der entsprechende Hinweis wurde zwar in den Kodierrichtlinien 2005 gestrichen, er findet sich jedoch als Inklusivum in der ICD-10-GM Version. Die Verwendung von J43-Kodes bieten sich allerdings an, wenn tatsächlich das Emphysem bei der Behandlung ganz im Vordergrund steht, wie zum Beispiel beim Alpha 1-Proteinaseinhibitor-Mangel (E88.0 als Nebendiagnose zu kodieren) oder beim Pneumothorax auf dem Boden eines Emphysems.

Bezüglich der Abgrenzung zum Asthma bronchiale sei auf die Inklusiva und Exklusiva des ICD Kodes J44.- verwiesen:

Inkl.: Chronische: Bronchitis:
asthmatisch (obstruktiv), emphysematös, mit Emphysem
obstruktiv: Bronchitis, Tracheobronchitis

Die aufgeführten Krankheitszustände zusammen mit Asthma bronchiale
Exkl.: Asthma bronchiale (J45.-) , Asthmatische Bronchitis o. n. A. (J45.9), Bronchiektasen (J47)

Chronische: Bronchitis o. n. A. (J42), einfache und schleimig-eitrige Bronchitis (J41.-), Tracheitis (J42)
Tracheobronchitis (J42)
Emphysem (J43.-)
Lungenkrankheiten durch exogene Substanzen (J60-J70)

Zur besseren Einteilung des Schweregrades der COPD finden 5-stellige Kodes Anwendung. Für die Zuordnung der fünfstelligen Kodes ist der Status des Patienten bei Aufnahme maßgeblich oder aber bei Verschlechterung während des Aufenthaltes. Ist der Zustand so schlecht, dass keine Spirometrie möglich ist, jedoch von einem entsprechend niedrigen FEV1 auszugehen ist, sollte der Kode J44.-0 FEV1 < 35 % des Sollwertes gewählt werden.

J44.0- Chronische obstruktive Lungenkrankheit mit akuter Infektion der unteren Atemwege
Exkl.: Mit Grippe (J10-J11)

J44.1- Chronische obstruktive Lungenkrankheit mit akuter Exazerbation, nicht näher bezeichnet

J44.8- Sonstige näher bezeichnete chronische obstruktive Lungenkrankheit
Chronische Bronchitis:
asthmatisch (obstruktiv) o. n. A.
emphysematös o. n. A.
obstruktiv o. n. A.
Exkl: mit akuter Exazerbation (J44.1-)
mit akuter Infektion der unteren Atemwege (J44.0-)

J44.9- Chronische obstruktive Lungenkrankheit, nicht näher bezeichnet
Chronische obstruktive Krankheit der Atemwege o. n. A.
Chronische obstruktive Lungenkrankheit o. n. A.

Die fünfte Stelle bezeichnet den Schweregrad wie folgt:

0	FEV1 < 35 % des Sollwertes
1	FEV1 >= 35 % und < 50 % des Sollwertes
2	FEV1 >= 50 % bis > 70 % des Sollwertes
3	FEV1 >= 70 % des Sollwertes
9	FEV1 nicht näher bezeichnet

Ist der verantwortliche Erreger für die Infektexazerbation bekannt, so sollte bei der chronisch obstruktiven Lungenerkrankung obligatorisch ein zusätzlicher Kode aus den Kategorien B95.-! bis B97.-! verwendet werden. Resistente Erreger werden darüber hinaus ebenfalls obligatorisch mit einem weiteren Zusatzkode aus den Kategorien U80.-! und U81.-! versehen. Der U-Kode sollte dabei stets zusammen mit einem B-Kode verschlüsselt werden und nicht allein mit der klinischen Diagnose stehen, es sei denn, der Erreger ist Bestandteil des Kodes wie bei Pneumonien oder hat keinen Krankheitswert wie z. B. die Besiedelung mit MRSA. Die !-Kategorien können nicht zur primären Verschlüsselung benutzt werden. Sie dienen als ergänzende oder zusätzliche Schlüsselnummern zur Angabe des Infektionserregers bei anderenorts klassifizierten Krankheiten, z. B. auch Harnwegsinfekten (N30.-, N34.- oder N39.0). Aufgrund der sehr hohen fachlichen Differenzierung der hinterlegten Texte für diese Kodes sollten die mikrobiologischen Labore die Kodes zusammen mit ihren Befunden mitliefern, um dem verschlüsselnden Kliniker Fehler zu ersparen.

Beispiel

Ein Patient mit bekannter chronisch obstruktiver Lungenerkrankung mit Emphysem (FEV1 40 % des Sollwertes) wird wegen einer Infektexazerbation aufgenommen, im Sputum wird S. aureus nachgewiesen, das Antibiogramm ergibt einen MRSA. Es besteht eine erhebliche respiratorische Partialinsuffizienz mit dem Bedarf für eine Sauerstoffgabe. Es wurde eine Lungenfunktionsprüfung mit Ganzkörperplethysmographie durchgeführt.

Hauptdiagnose:

J 44.01	Chronische obstruktive Lungenkrankheit mit akuter Infektion der unteren Atemwege, FEV1 >=35 % und < 50 % des Sollwertes

Nebendiagnosen:

B95.6!	Staphylococcus aureus als Ursache von Krankheiten, die in anderen Kapiteln klassifiziert sind
U80.00!	Staphylococcus aureus mit Resistenz gegen Oxacillin, Glykopeptid-Antibiotika, Chinolone, Streptogramine und Oxazolidinone
J96.00	akute respiratorische Insuffizienz

Prozeduren:

1-710	Ganzkörperplethysmographie

Das Emphysem wird nicht zusätzlich angegeben.

Zunehmende Bedeutung in der Lungenemphysemtherapie gewinnen endoskopische **Lungenvolumenreduktionsverfahren**. Durch Begleitung der Fachgesellschaft konnten im OPS spezifische Prozedurenkodes verankert werden. Im DRG-System erfolgt die Abbildung in einer operativen DRG. Die Codes für Ventilke, Coils und sonstige Methoden zur endoskopischen Lungenvolumenreduktion führen in die DRG E02. Für die Ventile gibt es ein bundeseinheitliches Zusatzentgelt. Die Coils werden in ein unbepreistes ZE2017-136 eingeordnet, d. h. auch hier ist der Erlös zu verhandeln.

Prozedurenkodes der Verfahren:

5-339.2	Destruktion von erkranktem Lungengewebe
5-339.20 ↔	Durch Thermoablation, perkutan

Hinw.: Das bildgebende Verfahren ist im Kode enthalten.

5-339.21 ↔ Durch thermische Dampfablation, bronchoskopisch
5-339.2x ↔ Sonstige

5-339.5 Implantation oder Wechsel eines endobronchialen Klappensystems, endoskopisch

Hinw.: Die Entfernung eines Ventils ist unter (8-100) zu kodieren.

5-339.50 1 Ventil
5-339.51 2 Ventile
5-339.52 3 Ventile
5-339.53 4 Ventile
5-339.54 5 oder mehr Ventile

5-339.7 Einführung von polymerisierendem Hydrogelschaum, bronchoskopisch
5-339.70 In 1 pulmonales Subsegment
5-339.71 In 2 pulmonale Subsegmente
5-339.72 In 3 pulmonale Subsegmente
5-339.73 In 4 und mehr pulmonale Subsegmente

5-339.8 Einlegen von endobronchialen Nitinolspiralen, bronchoskopisch
5-339.80 1 bis 2 Nitinolspiralen
5-339.81 3 bis 4 Nitinolspiralen
5-339.82 5 bis 6 Nitinolspiralen
5-339.83 7 bis 8 Nitinolspiralen
5-339.84 9 bis 10 Nitinolspiralen
5-339.85 11 bis 12 Nitinolspiralen
5-339.86 13 bis 14 Nitinolspiralen
5-339.87 15 bis 16 Nitinolspiralen
5-339.88 17 oder mehr Nitinolspiralen
5-339.x ↔ Sonstige
5-339.y N.n.bez.

Die Radiofrequenzablation der Bronchialmuskulatur bei Asthma bronchiale kann mit

5-320.5 ↔ Bronchoskopische Radiofrequenzablation an der Bronchialmuskulatur

spezifisch kodiert werden und führt so in die DRG E02C.

4.3 Asthma bronchiale und Pollinosis

Folgende Kodes stehen zur Verfügung:

Allergische Rhinitis

J30.1	Allergische (saisonale) Rhinopathie durch Pollen
J30.2	Sonstige allergische (saisonale) Rhinopathie
J30.3	Sonstige (ganzjährige) allergische Rhinopathie
J30.4	Allergische Rhinopathie, nicht näher bezeichnet

Asthma bronchiale
Ein Kode aus der Kategorie

J45.-	Asthma bronchiale *Exkl.:* Akutes schweres Asthma bronchiale (J46) Chronische asthmatische (obstruktive) Bronchitis (J44.-) Chronisches obstruktives Asthma bronchiale (J44.-) Eosinophiles Lungeninfiltrat mit Asthma bronchiale (J82) Lungenkrankheiten durch exogene Substanzen (J60-J70) Status asthmaticus (J46)
J45.0	Vorwiegend allergisches Asthma bronchiale
J45.1	Nichtallergisches Asthma bronchiale
J45.8	Mischformen des Asthma bronchiale wird zugewiesen bei Diagnosen wie „Asthma", „schweres Asthma", „akutes Asthma", d. h. bei anfallsweisem Auftreten von Atemnot durch eine vollständig reversible Bronchialverengung.

Die Schlüsselnummer J46 Status asthmaticus [Akutes schweres Asthma bronchiale] wird bei einem „akuten schweren" oder „therapierefraktären" Asthma bronchiale zugewiesen.

Ein Kode aus der Kategorie J44.- Sonstige chronische obstruktive Lungenkrankheit wird zugewiesen bei Asthma, das als chronisch obstruktiv beschrieben wird, oder bei Asthma mit fixierter Obstruktion. Ein Kode aus der Kategorie J45.- Asthma bronchiale ist in solchen Fällen nicht zu verwenden, wie die Exklusiva bei J45.- (s. o.) anzeigen.

Beispiel

Ein Patient mit bekanntem und medikamentös behandeltem exogen allergischen Asthma bronchiale wird wegen einer Bronchopneumonie aufgenommen.

Hauptdiagnose:
J18.0 Bronchopneumonie

Nebendiagnose:
J45.0 Vorwiegend allergisches Asthma bronchiale

4.4 Bronchiale Hyperreagibilität

Der Diagnosethesaurus führt unter diesem Stichwort den Kode R94.2 Abnorme Ergebnisse von Lungenfunktionsprüfungen auf, und mit dem Zusatz „allergisch" den Asthmakode J45.9. Aus unserer Sicht sollte der Kode R94.2 aber überhaupt nicht verwendet werden, sondern – nosologisch korrekt – nur der Kode J45.9.

Falls ein unspezifischer Provokationstest durchgeführt wurde, ist der Prozedurenkode 1-714 (Messung der bronchialen Reaktivität) zu verwenden.

4.5 Allergologie

Die stationäre Hyposensibilisierung (Schnell- und Ultraschnellhyposensibilisierung) sollte generell wie folgt kodiert werden:

Beispiel
Ein Patient mit Hymenopterengiftallergie wird zur Hyposensibilisierung stationär aufgenommen.

Hauptdiagnose:
Z51.6 Desensibilisierung gegenüber Allergenen

Nebendiagnose:
Z88.8 Allergie gegenüber nicht näher bezeichneten Arzneimitteln, Drogen oder biologisch aktiven Substanzen in der Eigenanamnese

---

Der stationären Provokationstestung (Medikamente, Nahrungsmittel etc.) sollte immer die Hauptdiagnose Z01.5 Diagnostische Haut- und Sensibilisierungstestung zugewiesen werden. Als Nebendiagnose kodiert man die vorliegende Allergie oder Unverträglichkeit wie folgt:

Beispiel
Patient mit V.a. Lokalanästhetika-Unverträglichkeit wird zur stationären Provokationstestung aufgenommen.

Hauptdiagnose:
Z01.5 Diagnostische Haut- und Sensibilisierungstestung

Nebendiagnose:
Z88.4 Allergie gegenüber Anästhetikum in der Eigenanamnese

Prozeduren:
1-700 Spezifische allergologische Provokation

Dabei erfolgt die Zusammenfassung aller Arten von Provokationstests unter der einen angegebenen Prozedur.

Folgende Kodes sind nur als Nebendiagnose zu kodieren

Z88.0 Allergie gegenüber Penizillin in der Eigenanamnese

Z88.1 Allergie gegenüber anderen Antibiotika in der Eigenanamnese

Z88.2 Allergie gegenüber Sulfonamiden in der Eigenanamnese

Z88.3 Allergie gegenüber anderen Antiinfektiva in der Eigenanamnese

Z88.4 Allergie gegenüber Anästhetikum in der Eigenanamnese

Z88.5 Allergie gegenüber Betäubungsmitteln in der Eigenanamnese

Z88.6 Allergie gegenüber Analgetikum in der Eigenanamnese

Z88.7 Allergie gegenüber Serum oder Impfstoff in der Eigenanamnese

Z88.8 Allergie gegenüber sonstigen Arzneimitteln, Drogen oder biologisch aktiven Substanzen in der Eigenanamnese.

Z88.9 Allergie gegenüber nicht näher bezeichneten Arzneimitteln, Drogen oder biologisch aktiven Substanzen in der Eigenanamnese

4.6 Infektionskrankheiten

Infektionskrankheiten sind so genau wie möglich zu beschreiben. Wenn der Erreger bekannt ist, soll er auch angegeben werden. Spekulationen über den Erreger sind hingegen unzulässig.

Ein infektiologisches Monitoring wird wie folgt kodiert:

1-930 Infektiologisches Monitoring

1-930.0 Infektiologisch-mikrobiologisches Monitoring bei Immunsuppression
Inkl.: Patienten mit Immunkompromittierung

Hinw.: Monitoring auf Infektionen (z. B. durch M. tuberculosis, nichttuberkulöse Mykobakterien, Mykoplasmen, Legionellen, Zytomegalie-Virus, Herpes-simplex-Virus, Varicella-Zoster-Virus, Chlamydia pneumoniae, Pneumocystis carinii (jiroveci), Toxoplasma gondii, Aspergillus und andere Fadenpilze sowie Candida) mit speziellen Methoden (Nukleinsäurenachweis, Antigennachweis, Spezialkulturen) bei Immunsuppression.

Das infektiologisch-mikrobiologische Monitoring beinhaltet immer die Untersuchung mehrerer Erreger.

Wenn eine Infektion zusätzlich einer chirurgischen Therapie bedarf, muss geprüft werden, ob die Strukturvoraussetzungen einer „chirurgischen Komplexbehandlung bei schweren Infektionen" erfüllt sind.

8-989 Chirurgische Komplexbehandlung bei schweren Infektionen
Inkl.: Septische Komplikationen

Hinw.: Eine eventuell zusätzlich durchgeführte intensivmedizinische Komplexbehandlung ist gesondert zu kodieren (8-980).

Eine eventuell zusätzlich durchgeführte Komplexbehandlung bei Besiedlung oder Infektion durch multiresistente Erreger ist gesondert zu kodieren (8-987).

Durchgeführte Operationen sind gesondert zu kodieren (Kap. 5).

Die mit dem OPS kodierbaren Maßnahmen, wie z. B. die Gabe von Blutprodukten und Medikamenten, die Behandlung durch Vakuumversiegelung oder Lagerungsbehandlungen, sind gesondert zu kodieren.

Mindestmerkmale:

- Leitung der chirurgischen Komplexbehandlung durch einen Facharzt einer chirurgischen Disziplin
- Mehrzeitiges operatives Vorgehen in Narkose oder Regionalanästhesie zur Therapie der Infektion und/oder Sicherung der Behandlungsergebnisse (inkl. Revisions- und Folgeeingriffe)
- Einsatz aufwendiger Versorgungsformen an jedem Behandlungstag (durchschnittlich 30 Minuten/Tag) wie z. B. durchgeführte Operationen, aufwendige Verbandwechsel, offene Wundbehandlung oder Debridement-Bad, Spül-(Saug-)Drainage oder Anwendung einer Vakuumversiegelung
- Hygiene- bzw. Infektionsmonitoring mit 24-stündigem Zugriff (auch extern) auf Leistungen und Befunde

8-989.0	Mindestens 7 bis höchstens 13 Behandlungstage
8-989.1	Mindestens 14 bis höchstens 20 Behandlungstage
8-989.2	Mindestens 21 bis höchstens 27 Behandlungstage
8-989.3	Mindestens 28 bis höchstens 34 Behandlungstage
8-989.4	Mindestens 35 bis höchstens 41 Behandlungstage
8-989.5	Mindestens 42 bis höchstens 48 Behandlungstage
8-989.6	Mindestens 49 Behandlungstage

4.6.1 Pneumonie

Beispiel

Ein Patient wird mit „Pneumonie" aufgenommen, es werden Pneumokokken ohne besondere Resistenzlage im Sputum nachgewiesen und eine entsprechende Therapie eingeleitet.

Hauptdiagnose:

J13 Pneumonie durch Streptococcus pneumoniae

Wenn bei einer Pneumonie kein Erreger bekannt ist, kann auch keiner verschlüsselt werden.

Beispiel

Ein Patient wird mit „Pneumonie" und Begleiterguss links aufgenommen. Weder im Sputum noch im diagnostischen Pleurapunktat werden Erreger nachgewiesen. Es wird eine kalkulierte antibiotische Therapie eingeleitet.

Hauptdiagnose:

J18.8† Sonstige Pneumonie, Erreger nicht näher bezeichnet

Nebendiagnose:

J91* Pleuraerguss bei anderenorts klassifizierten Erkrankungen

Prozedur:

1-431.1L Perkutane Nadelbiopsie der Pleura

Die transthorakale Sonografie zur Diagnostik des Pleuraergusses wird nicht kodiert.

Erfolgt die komplette Ergussablassung, wird als Prozedur 8-144 mit zusätzlicher Seitenangabe kodiert.

Es empfiehlt sich, insbesondere bei Vorliegen von Komplikationen wie dem o. g. Pleuraerguss zu prüfen, ob eine Sepsis vorliegt. Da Pat. mit Pneumonien häufig eine pulmonale Insuffizienz aufweisen, also ein Versagenskriterium eines Organs, sind definitionsgemäß nur zwei SIRS-Kriterien erforderlich (Kode R65.1!), um die Hauptdiagnose einer Sepsis zu stellen (Kodes A40.-, A41.-). Die Pneumonie wird dann als Nebendiagnose angegeben (s. a. Abschnitt 4.6.5).

Influenza A/H1N1 Pandemie 2009 [Schweinegrippe]

Die Schweinegrippe wird unter J09 kodiert. Die WHO hat dazu den Klassentitel von J09 auf ‚Grippe durch bestimmte nachgewiesene Influenzaviren' geändert und die Geltung ausschließlich auf „Vogelgrippe" und „Schweinegrippe" beschränkt. In der GM-Ausgabe wird zur Angabe des jeweiligen spezifischen Virusstammes im Kap. XXII eine neue vierstellige Kategorie eingeführt: ‚U69.2-! Sekundäre Schlüsselnummern für besondere epidemiologische Zwecke' mit der Unterteilung auf an 5. Stelle: ‚U69.20! Influenza A/H1N1 Pandemie 2009 [Schweinegrippe]' und ‚U69.21! Influenza A/H5N1 Epidemie [Vogelgrippe]'. Zumindest für die Schweinegrippe ist die besondere Kodierung aber fachlich nicht gerechtfertigt, da sie in der Saison 2010/2011 der normalen saisonalen Grippe entspricht.

Die Systematik verfährt nicht immer einheitlich. So bestimmt z. B. bei Mykosen, bestimmten Viren oder bei der Aktinomykose der Erreger den Kode, womit eine Kreuz-Stern-Verschlüsselung erforderlich wird.

Wie auch immer, folgende weitere Kodes für Pneumonien stehen zur Verfügung:

J10.0 Grippe mit Pneumonie, Influenzaviren nachgewiesen
Grippe(broncho)pneumonie, Influenzaviren nachgewiesen

J11.0 Grippe mit Pneumonie, Viren nicht nachgewiesen
Grippe(broncho)pneumonie, nicht näher bezeichnet oder spezifische Viren nicht nachgewiesen

J12.- Viruspneumonie, anderenorts nicht klassifiziert
Inkl.: Bronchopneumonie durch andere als Influenzaviren
Exkl.: Aspirationspneumonie:
- bei Anästhesie
- im Wochenbett (O89.0)
- während der Schwangerschaft (O29.0)
- während der Wehentätigkeit und bei der Entbindung (O74.0)
- beim Neugeborenen (P24.9)
- durch feste und flüssige Substanzen (J69.-)
- o. n. A. (J69.0)

Pneumonie:
- angeboren (P23.0)
- bei Grippe (J10.0 , J11.0)
- interstitiell o. n. A. (J84.9)
- Lipid- (J69.1)
- Kongenitale Röteln-Pneumonie (P35.0)

J12.0 Pneumonie durch Adenoviren

J12.1 Pneumonie durch Respiratory-Syncytial-Viren [RS-Viren]

J12.2 Pneumonie durch Parainfluenzaviren

J12.3 Pneumonie durch humanes Metapneumovirus

J12.8 Pneumonie durch sonstige Viren

J12.9 Viruspneumonie, nicht näher bezeichnet

J13 Pneumonie durch Streptococcus pneumoniae Bronchopneumonie durch Streptococcus pneumoniae
Exkl.: Angeborene Pneumonie durch Streptococcus pneumoniae (P23.6)
Pneumonie durch sonstige Streptokokken (J15.3-J15.4)

J14 Pneumonie durch Haemophilus influenzae
Bronchopneumonie durch Haemophilus influenzae
Exkl.: Angeborene Pneumonie durch Haemophilus influenzae (P23.6)

J15.- Pneumonie durch Bakterien, anderenorts nicht klassifiziert
Inkl.: Bronchopneumonie durch andere Bakterien als Streptococcus pneumoniae und Haemophilus influenzae
Exkl.: Angeborene Pneumonie (P23.-)
Legionärskrankheit (A48.1)
Pneumonie durch Chlamydien (J16.0)

J15.0 Pneumonie durch Klebsiella pneumoniae

J15.1 Pneumonie durch Pseudomonas

J15.2 Pneumonie durch Staphylokokken

J15.3 Pneumonie durch Streptokokken der Gruppe B

J15.4 Pneumonie durch sonstige Streptokokken
Exkl.: Pneumonie durch:
- Streptokokken der Gruppe B (J15.3)
- Streptococcus pneumoniae (J13)

J15.5 Pneumonie durch Escherichia coli

J15.6 Pneumonie durch andere aerobe gramnegative Bakterien
Pneumonie durch Serratia marcescens

J15.7 Pneumonie durch Mycoplasma pneumoniae

J15.8 Sonstige bakterielle Pneumonie

J15.9 Bakterielle Pneumonie, nicht näher bezeichnet

J16.- Pneumonie durch sonstige Infektionserreger, anderenorts nicht klassifiziert
Exkl.: Ornithose (A70)
Plasmazelluläre interstitielle Pneumonie (B59)
Pneumonie:
- angeboren (P23.-)
- o. n. A. (J18.9)

J16.0 Pneumonie durch Chlamydien

J16.8 Pneumonie durch sonstige näher bezeichnete Infektionserreger

J17.-* Pneumonie bei anderenorts klassifizierten Krankheiten

J17.0* Pneumonie bei anderenorts klassifizierten bakteriellen Krankheiten
Pneumonie (durch) (bei):
- Aktinomykose (A42.0†)
- Gonorrhoe (A54.8†)
- Keuchhusten (A37.-†)
- Milzbrand (A22.1†)
- Nokardiose (A43.0†)
- Salmonelleninfektion (A02.2†)
- Tularämie (A21.2†)
- Typhus abdominalis (A01.0†)

J17.1* Pneumonie bei anderenorts klassifizierten Viruskrankheiten
Pneumonie bei:
- Masern (B05.2†)
- Röteln (B06.8†)
- Varizellen (B01.2†)
- Zytomegalie (B25.0†)

J17.2* Pneumonie bei Mykosen
Pneumonie bei:
- Aspergillose (B44.0-B44.1†)
- Histoplasmose (B39.-†)
- Candidose (B37.1†)
- Kokzidioidomykose (B38.0-B38.2†)

J17.3* Pneumonie bei parasitären Krankheiten
Pneumonie bei:
- Askaridose (B77.8†)
- Schistosomiasis (B65.-†)
- Toxoplasmose (B58.3†)
- Pneumocystose (B59†)

J17.8* Pneumonie bei sonstigen anderenorts klassifizierten Krankheiten
Pneumonie (bei):
- Ornithose (A70†)
- Q-Fieber (A78†)
- Rheumatisches Fieber (I00†)
- Spirochäteninfektionen, anderenorts nicht
- klassifiziert (A69.8†)

J.18.- Pneumonie, Erreger nicht näher bezeichnet
Benutze für Zwecke der externen Qualitätssicherung nach § 137 SGB V eine zusätzliche Schlüsselnummer (U69.00!), um das Vorliegen einer im Krankenhaus erworbenen und vollstationär behandelten Pneumonie bei erwachsenen Patienten (18 Jahre und älter) anzugeben.
Exkl.: Abszess der Lunge mit Pneumonie (J85.1)
Arzneimittelinduzierte interstitielle Lungenkrankheiten (J70.2-J70.4)
Aspirationspneumonie:
- bei Anästhesie:
  - im Wochenbett (O89.0)
  - während der Schwangerschaft (O29.0)
  - während der Wehentätigkeit und bei der Entbindung (O74.0)
- beim Neugeborenen (P24.9)
- durch feste und flüssige Substanzen (J69.-)
- o. n. A. (J69.0)

Pneumonie:
- angeboren (P23.9)
- durch exogene Substanzen (J67-J70)
- gewöhnlich interstitiell (J84.1)
- interstitiell o. n. A. (J84.9)
- Lipid- (J69.1)

J18.0 Bronchopneumonie, nicht näher bezeichnet
Exkl.: Bronchiolitis (J21.-)

J18.1 Lobärpneumonie, nicht näher bezeichnet

J18.2 Hypostatische Pneumonie, nicht näher bezeichnet

J18.8 Sonstige Pneumonie, Erreger nicht näher bezeichnet

J18.9 Pneumonie, nicht näher bezeichnet

Das schwere akute respiratorische Syndrom (SARS) wird mit der Dreifach-Kombination J12.8† Pneumonie durch sonstige Viren und B97.2* Koronaviren als Ursache von Krankheiten, die in anderen Kapiteln klassifiziert sind und U04.9! Schweres akutes respiratorisches Syndrom, nicht näher bezeichnet verschlüsselt.

Liegt eine Aspirationspneumonie vor, so stehen dafür Kodes aus der Kategorie J69.- Pneumonie durch feste und flüssige Substanzen zur Verfügung. Werden Keime nachgewiesen, so wäre hier ein zusätzlicher Erregerkode aus B95.- oder B96.- zu verschlüsseln.

Verschiedene kostspielige Antibiotika (Antimykotika) sind ab einer bestimmten Dosis extra zu kodieren (OPS-Kode aus Kap. 6 OPS-Version 2009), und zwar in dosisabhängigen Schritten.

Nosokomiale Pneumonie

Die ambulant erworbene Pneumonie bei erwachsenen stationären Patienten ist im Rahmen einer obligaten externen Qualitätssicherung durch die BQS erfasst. Die Identifikation von dokumentationspflichtigen Fällen mit ambulant erworbener Pneumonie erfolgte bisher durch ein EDV-Programm (QS-Filter) mithilfe einer Liste von Einschlussdiagnosen und Ausschlussdiagnosen. Betrachtet wurde hier nur die DRG-Hauptdiagnose. Zur besseren Abgrenzung von nicht dokumentationspflichtigen Fällen mit nosokomialer Pneumonie wurde ab 2008 die Kennzeichnung durch einen Zusatzkode aus Kapitel XXII eingeführt.

U69.0-! Sekundäre Schlüsselnummern für Zwecke der externen Qualitätssicherung

U69.00! Anderenorts klassifizierte, im Krankenhaus erworbene Pneumonie bei Patienten von 18 Jahren und älter

Der Kode wird durch folgenden ausführlichen Hinweis ergänzt:

Unter einer im Krankenhaus erworbenen Pneumonie versteht man eine Pneumonie, deren Symptome und Befunde die CDC-Kriterien erfüllen und frühestens 48 Std. nach Aufnahme in ein Krankenhaus auftreten oder sich innerhalb von 28 Tagen nach Entlassung aus einem Krankenhaus manifestieren.

Die Einstufung als im Krankenhaus erworbene Pneumonie bedeutet nicht automatisch, dass ein kausaler Zusammenhang zwischen der medizinischen Behandlung und dem Auftreten der Infektion existiert, es ist auch kein Synonym für ärztliches oder pflegerisches Verschulden.

Die Schlüsselnummer ist nur von Krankenhäusern, die zur externen Qualitätssicherung nach § 137 SGB V verpflichtet sind und nur für vollstationäre Fälle anzugeben.

Die Schlüsselnummer dient als Abgrenzungskriterium in der Qualitätssicherung ambulant erworbener Pneumonien.

4.6.2 Tuberkulose und nicht-tuberkulöse Mykobakteriosen

Tuberkulose

Für die Tuberkulose gilt ebenfalls, so genau wie möglich zu kodieren und keinen unspezifischen Kode zu verwenden. Es existieren für die verschiedenen Organlokalisationen Kreuz-Stern-Kodes, die verwendet werden sollen und Schweregrad steigernd wirken können. Bei mehreren Organlokalisationen sind alle einzeln aufzuführen.

Es ist diejenige Lokalisation als Hauptdiagnose anzugeben, die den größten Ressourcenverbrauch verursacht.

Beispiel

Ein Patient stellt sich mit zervikaler Lymphknotenvergrößerung rechts vor. Im Punktat finden sich säurefeste Stäbchen. Radiologisch finden sich kavernöse Veränderungen, im Sputum finden sich ebenfalls säurefeste Stäbchen, die Kultur ergibt M. tuberculosis.

Hauptdiagnose:

A15.0 Lungentuberkulose, durch mikroskopische Untersuchung des Sputums gesichert, mit oder ohne Nachweis durch Kultur

Nebendiagnose:

A18.2 Tuberkulose peripherer Lymphknoten

Prozedur:

1-425.0R Perkutane Biopsie zervikaler Lymphknoten

Folgezustände der Tuberkulose der Atmungsorgane sind mit B90.9 zu verschlüsseln, wenn sie das Kriterium einer Nebendiagnose erfüllen. Keinesfalls darf ein Kode aus der Kategorie A15-17 für Folgezustände verschlüsselt werden.

Beispiel

Ein Patient wird mit mittelschwerer infektexazerbierter chronisch obstruktiver Lungenerkrankung aufgenommen mit dauerhafter Sauerstoffbedürftigkeit. Ferner besteht ein Z. n. alter Lungentuberkulose mit Pneumothoraxbehandlung und die Lungenfunktion (Ganzkörperplethysmographie) zeigt eine starke Restriktion, die als respiratorisch relevant einzustufen ist.

Hauptdiagnose:

J 44.01 Chronische obstruktive Lungenkrankheit mit akuter Infektion der unteren Atemwege, FEV-1 35 % und < 50 % des Sollwertes.

Nebendiagnosen:

B90.9 Folgezustände einer Tuberkulose der Atmungsorgane

J96.10 chronische respiratorische Insuffizienz

Prozedur:

1-710 Ganzkörperplethysmographie

Keinen eindeutig zutreffenden Kode gibt es für die post-spezifischen Zustände „destroyed lobe“ oder „destroyed lung“. Hilfsweise kann die Kodekombination aus J47 Bronchiektasen (die ja stets bei diesen Entitäten vorhanden sind) und B90.9 Folgezustände einer Tuberkulose der Atmungsorgane benutzt werden.

Eine Pneumokoniose in Verbindung mit Tuberkulose wird mit J65 kodiert. Dieser Kode umfasst alle Pneumokoniosen, die unter J60-J64 aufgeführt sind, mit jeder der unter A15-A16 aufgeführten Formen der Tuberkulose.

In vitro festgestellte Resistenzen sind zusätzlich zu kodieren mit

U82.-! Mykobakterien mit Resistenz gegen Antituberkulotika (Erstrangmedikamente).

Die einfache Resistenz wird dabei mit U82.0! kodiert. Eine multiresistente Tuberkulose (MDR-TB) ist mit zu U82.1! zu kodieren, wenn eine Resistenz sowohl gegen Isoniazid als auch gegen Rifampicin sowie gegebenenfalls gegen weitere Erstrangmedikamente nachweisbar ist. Der Kode U82.3! bezeichnet nichttuberkulöse Mykobakterien oder Nocardia mit Resistenz gegen ein oder mehrere Erstrangmedikamente.

Nach Einfügen des molekularbiologischen Diagnosekriteriums (positive PCR) sieht die ICD-10-GM-Systematik für die Tuberkulose wie folgt aus:

Gruppe A15-A19: Tuberkulose

Inkl.: Infektionen durch Mycobacterium tuberculosis und Mycobacterium bovis

Exkl.: Angeborene Tuberkulose (P37.0)
Folgezustände der Tuberkulose (B90.-)
Pneumokoniose in Verbindung mit Tuberkulose (J65)
Silikotuberkulose (J65)

A15.- Tuberkulose der Atmungsorgane, bakteriologisch oder histologisch gesichert

A15.0 Lungentuberkulose, durch mikroskopische Untersuchung des Sputums gesichert, mit oder ohne Nachweis durch Kultur oder durch molekularbiologische Verfahren
Tuberkulös:
- Bronchiektasie
- Fibrose der Lunge
- Pneumonie
- Pneumothorax

A15.1 Lungentuberkulose, nur durch Kultur gesichert
Unter A15.0 aufgeführte Zustände, nur durch Kultur gesichert

A15.2 Lungentuberkulose, histologisch gesichert
Unter A15.0 aufgeführte Zustände, histologisch gesichert

A15.3 Lungentuberkulose, durch nicht näher bezeichnete Untersuchungsverfahren gesichert
Unter A15.0 aufgeführte Zustände, die gesichert sind, bei denen jedoch keine Angabe darüber vorliegt, mit welchen Verfahren sie gesichert wurden
Unter A15.0 aufgeführte Zustände, molekularbiologisch gesichert

A15.4 Tuberkulose der intrathorakalen Lymphknoten, bakteriologisch, molekularbiologisch oder histologisch gesichert
Lymphknotentuberkulose:
- hilär
- mediastinal
- tracheobronchial

Exkl.: Als primär bezeichnet (A15.7)

A15.5 Tuberkulose des Larynx, der Trachea und der Bronchien, bakteriologisch, molekularbiologisch oder oder histologisch gesichert
Tuberkulose:
- Bronchien
- Glottis
- Larynx
- Trachea

A15.6 Tuberkulöse Pleuritis, bakteriologisch, molekularbiologisch oder histologisch gesichert
Tuberkulöses Empyem
Tuberkulose der Pleura
Exkl.: Bei primärer Tuberkulose der Atmungsorgane, bakteriologisch, molekularbiologisch oder histologisch gesichert (A15.7)

A15.7 Primäre Tuberkulose der Atmungsorgane, bakteriologisch, molekularbiologisch oder histologisch gesichert

A15.8 Sonstige Tuberkulose der Atmungsorgane, bakteriologisch, molekularbiologisch oder histologisch gesichert
Tuberkulose:
- Mediastinum
- Nase
- Nasennebenhöhle [jede]
- Nasopharynx

A15.9 Nicht näher bezeichnete Tuberkulose der Atmungsorgane, bakteriologisch, molekularbiologisch oder histologisch gesichert

A16.- Tuberkulose der Atmungsorgane, weder bakteriologisch, molekularbiologisch noch histologisch gesichert

A16.0 Lungentuberkulose, bakteriologisch, molekularbiologisch und histologisch nicht gesichert
Tuberkulös:
- Bronchiektasie
- Fibrose der Lunge
- Pneumonie
- Pneumothorax

A16.1 Lungentuberkulose, bakteriologische, molekularbiologisch und histologische Untersuchung nicht durchgeführt
Unter A16.0 aufgeführte Zustände, bakteriologische, molekularbiologische und histologische Untersuchung nicht durchgeführt

A16.2 Lungentuberkulose ohne Angabe einer bakteriologischen, molekularbiologischen oder histologischen Sicherung
Lungentuberkulose
Tuberkulös:
- Bronchiektasie
- Fibrose der Lunge
- Pneumonie
- Pneumothorax

A16.3 Tuberkulose der intrathorakalen Lymphknoten ohne Angabe einer bakteriologischen, molekularbiologischen oder histologischen Sicherung
Lymphknotentuberkulose:
- hilär
- intrathorakal
- mediastinal
- tracheobronchial

Exkl.: Als primär bezeichnet (A16.7)

A16.4 Tuberkulose des Larynx, der Trachea und der Bronchien ohne Angabe einer bakteriologischen, molekularbiologischen oder histologischen Sicherung
Tuberkulose:
- Bronchien
- Glottis
- Larynx
- Trachea

A16.5 Tuberkulöse Pleuritis ohne Angabe einer bakteriologischen, molekularbiologischen oder histologischen Sicherung
Tuberkulös:
- Empyem
- Pleuritis

Tuberkulose der Pleura o. n. A.
Exkl.: Bei primärer Tuberkulose der Atmungsorgane (A16.7)

A16.7 Primäre Tuberkulose der Atmungsorgane ohne Angabe einer bakteriologischen, molekularbiologischen oder histologischen Sicherung
Primäre(r):
- Tuberkulose der Atmungsorgane o. n. A.
- tuberkulöser Komplex

A16.8 Sonstige Tuberkulose der Atmungsorgane ohne Angabe einer bakteriologischen, molekularbiologischen oder histologischen Sicherung
Tuberkulose:
- Mediastinum
- Nase
- Nasennebenhöhle [jede]
- Nasopharynx

A16.9 Nicht näher bezeichnete Tuberkulose der Atmungsorgane ohne Angabe einer bakteriologischen, molekularbiologischen oder histologischen Sicherung
Tuberkulose o. n. A.
Tuberkulose der Atmungsorgane o. n. A.

A17.-† Tuberkulose des Nervensystems

A17.0† Tuberkulöse Meningitis (G01*)
Tuberkulöse Leptomeningitis
Tuberkulose der Meningen (zerebral) (spinal)

A17.1† Meningeales Tuberkulom (G07*)
Tuberkulom der Meningen

A17.8† Sonstige Tuberkulose des Nervensystems
Tuberkulös:
- Hirnabszess (G07*)
- Meningoenzephalitis (G05.0*)
- Myelitis (G05.0*)
- Polyneuropathie (G63.0*)

Tuberkulom
Tuberkulose in
- Gehirn (G07*)
- Rückenmark (G07*)

A17.9† Tuberkulose des Nervensystems, nicht näher bezeichnet (G99.8*)

A18.- Tuberkulose sonstiger Organe

A18.0† Tuberkulose der Knochen und Gelenke
Tuberkulös:
- Arthritis (M01.1-*)
- Knochennekrose (M90.0-*)
- Mastoiditis (H75.0*)
- Osteomyelitis (M90.0-*)
- Ostitis (M90.0-*)
- Synovitis (M68.0-*)
- Tendosynovitis (M68.0-*)

Tuberkulose:
- Hüfte (M01.15*)
- Knie (M01.16*)
- Wirbelsäule (M49.0-*)

A18.1† Tuberkulose des Urogenitalsystems
Tuberkulose:
- Cervix uteri (N74.0*)
- Harnblase (N33.0*)
- männliche Genitalorgane (N51.-*)
- Niere (N29.1*)
- Ureter (N29.1*)

Tuberkulose im weiblichen Becken (N74.1*)

A18.2 Tuberkulose peripherer Lymphknoten
Tuberkulöse Lymphadenitis
Exkl.: Tuberkulöse tracheobronchiale Adenopathie (A15.4, A16.3)
Tuberkulose der Lymphknoten:
- intrathorakal (A15.4, A16.3)
- mesenterial und retroperitoneal (A18.3)

A18.3 Tuberkulose des Darmes, des Peritoneums und der Mesenteriallymphknoten
Tuberkulös:
- Aszites
- Enteritis† (K93.0*)
- Peritonitis† (K67.3*)

Tuberkulose:
- Anus und Rektum† (K93.0*)
- Darm (Dickdarm) (Dünndarm)† (K93.0*)
- retroperitoneal (Lymphknoten)

A18.4 Tuberkulose der Haut und des Unterhautgewebes
Lupus:
- exedens
- vulgaris:
- des Augenlides† (H03.1*)
- o. n. A.

Skrofuloderm
Tuberculosis cutis indurativa [Erythema induratum, tuberkulös]
Exkl.: Lupus erythematodes (L93.-)
Systemischer Lupus erythematodes (M32.-)

A18.5† Tuberkulose des Auges
Tuberkulöse:
- Chorioretinitis (H32.0*)
- Episkleritis (H19.0*)
- interstitielle Keratitis (H19.2*)
- Iridozyklitis (H22.0*)
- Keratokonjunktivitis (interstitiell) (phlyktänulär) (H19.2*)

Exkl.: Lupus vulgaris des Augenlides (A18.4)

A18.6† Tuberkulose des Ohres
Tuberkulöse Otitis media (H67.0*)
Exkl.: Tuberkulöse Mastoiditis (A18.0†)

A18.7† Tuberkulose der Nebennieren (E35.1*)
Addison-Krankheit, tuberkulös

A18.8† Tuberkulose sonstiger näher bezeichneter Organe
Tuberkulöse zerebrale Arteriitis (I68.1*)
Tuberkulose:
- Endokard (I39.8*)
- Myokard (I41.0*)
- Ösophagus (K23.0*)
- Perikard (I32.0*)
- Schilddrüse (E35.0*)

A19.- Miliartuberkulose
Inkl.: Tuberkulöse Polyserositis
Tuberkulose:
- disseminiert
- generalisiert

A19.0 Akute Miliartuberkulose einer einzelnen näher bezeichneten Lokalisation

A19.1 Akute Miliartuberkulose mehrerer Lokalisationen

A19.2 Akute Miliartuberkulose, nicht näher bezeichnet

A19.8 Sonstige Miliartuberkulose

A19.9 Miliartuberkulose, nicht näher bezeichnet

Nicht-tuberkulöse Mykobakteriosen

Ein Infektion mit nicht-tuberkulösen (syn. atypischen) Mykobakterien ist mit einem Kode aus der Kategorie A31.- zu klassifizieren:

A31.- Infektion durch sonstige Mykobakterien
Exkl.: Lepra (A30.-)
Tuberkulose (A15-A19)

A31.0 Infektion der Lunge durch sonstige Mykobakterien
Infektion durch Mycobacterium:
- avium
- intracellulare [Battey]
- kansasii

A31.1 Infektion der Haut durch sonstige Mykobakterien
Infektion durch Mycobacterium:
- marinum [Schwimmbadgranulom]
- ulcerans [Buruli-Ulkus]

A31.8- Sonstige Infektionen durch Mykobakterien
A31.80 Disseminierte atypische Mykobakteriose

Hinw.: Der Erreger ist in mindestens einem sterilen Kompartiment nachweisbar.

A31.88 Sonstige Infektionen durch Mykobakterien
A31.9 Infektion durch Mykobakterien, nicht näher bezeichnet
Atypische mykobakterielle Infektion o. n. A.
Mykobakteriose o. n. A.

4.6.3 Candida-Infektionen

Hier bestimmt der Erreger die Kategorie, erst die vierte Stelle bestimmt das Organ, teilweise in Verbindung mit einem Stern-Kode.

B37.0 Candida-Stomatitis
B37.1 Candida-Pneumonie (*J17.2)
B37.2 Candidose der Haut und der Nägel
B37.3† Candidose der Vulva und der Vagina (*N77.1)
B37.4† Candidose an sonstigen Lokalisationen des Urogenitalsystems
N51.2* Balanitis
N37.0* Urethritis
B37.7 Candida-Sepsis
B37.81 Candida-Ösophagitis
B37.88 Candidose an sonstigen Lokalisationen

Resistenzen werden zusätzlich mit U83! Candida mit Resistenz gegen Fluconazol oder Voriconazol verschlüsselt. Falls eine entsprechende antimykotische Therapie erfolgte, stehen Prozedurenkodes für die Gabe von Anidulafungin, Micafungin, Caspofungin, Voriconazol, Posaconazol oder Amphotericin (in bestimmten Darreichungsformen) zur Verfügung.

4.6.4 HIV und AIDS

Zur Kodierung von HIV ist stets nur einer der folgenden Kodes anzugeben:

R75 Laborhinweis auf HIV (unsicherer Nachweis nach nicht eindeutigem serologischen Test)

oder

B23.0 Akutes HIV-Infektionssyndrom

oder

Z21 Asymptomatische HIV-Infektion (Infektionsstatus HIV-positiv o. n. A.)

oder

B20-24 Humane Immundefizienz-Viruskrankheit

Der Kode

O98.7 *HIV-Krankheit [Humane Immundefizienz-Viruskrankheit], die Schwangerschaft, Geburt und Wochenbett kompliziert*

kann jedoch auch zusätzlich verwendet werden.

Grundsätzlich sind entgegen der Definition einer Nebendiagnose (DKR D003d) alle bestehenden Manifestationen der HIV-Krankheit (AIDS) zu kodieren.

Laborhinweis auf HIV

Bei einem Patienten mit nicht sicher positivem HIV-Antikörper-Test, z. B. bei positivem Screening-Test und negativem oder unsicherem Bestätigungstest, wird die Nebendiagnose R75 Laborhinweis auf HIV verschlüsselt. Der Kode darf nicht als Hauptdiagnose verwendet werden.

Akutes HIV-Infektionssyndrom

Beispiel

Ein HIV-positiver Patient wird mit einer Lymphadenopathie aufgenommen.

Hauptdiagnose:
R59.1 Lymphknotenvergrößerung, generalisiert

Nebendiagnose:
B23.0 Akutes HIV-Infektionssyndrom

Hier besteht eine Ausnahme von den Kodierrichtlinien: Das Symptom (z. B. Lymphknotenvergrößerung) ist trotz bekannter Ursache die Hauptdiagnose, das akute HIV-Infektionssyndrom die Nebendiagnose (DKR 0101f). Die Diagnose akutes HIV-Infektionssyndrom darf nach Abheilung der primären Erkrankung nicht mehr verwendet werden.

Asymptomatische HIV-Infektion
Bei asymptomatischen HIV-positiven Patienten, die wegen einer anderen Erkrankung behandelt werden, wird die HIV-Erkrankung nur dann als Nebendiagnose Z21 Asymptomatische HIV-Infektion verschlüsselt, wenn sich der Behandlungsaufwand durch die Infektion erhöht (entsprechend der Definition für Nebendiagnosen). Der Kode Z21 ist niemals Hauptdiagnose.

HIV-Erkrankung (AIDS)
Folgende Kodes stehen zur Verfügung:

B20 Infektiöse und Parasitäre Krankheiten infolge HIV-Krankheit
B21 Bösartige Neubildungen infolge HIV-Krankheit
B22 Sonstige näher bezeichnete Krankheiten infolge HIV-Krankheit
B23.8 Sonstige näher bezeichnete Krankheitszustände infolge HIV-Krankheit
B24 Nicht näher bezeichnete HIV-Krankheit

Ferner ist das Stadium der Erkrankung und die Anzahl der Helferzellen anzugeben:
U60.-! Klinische Kategorien der HIV-Krankheit

Hinw.: Die Einteilung der klinischen Kategorien ist analog der international gebräuchlichen Klassifikation (1993) der CDC vorzunehmen.

Prozedur(en):

U60.2!	Kategorie B: Symptomatische HIV-Krankheit, nicht Kategorie A oder C
U60.3!	Kategorie C: Vorhandensein von AIDS-Indikatorkrankheiten (AIDS-definierende Erkrankungen)
U60.9!	Klinische Kategorie der HIV-Krankheit nicht näher bezeichnet
U61.-!	Anzahl der T-Helferzellen bei HIV-Krankheit

Hinw.: Die Einteilung nach der Anzahl der (CD4+-) T-Helferzellen pro Mikroliter Blut ist analog der international gebräuchlichen Klassifikation (1993) der CDC vorzunehmen.

U61.1!	Kategorie 1: 500 und mehr (CD4+-) T-Helferzellen/Mikroliter Blut
U61.2!	Kategorie 2: 200 bis 499 (CD4+-) T-Helferzellen/Mikroliter Blut
U61.3!	Kategorie 3: Weniger als 200 (CD4+-) T-Helferzellen/Mikroliter Blut
U61.9!	Anzahl der (CD4+-) T-Helferzellen nicht näher bezeichnet

Für die Behandlung der HIV-Infektion ist die Resistenzlage zu beachten, da der Kode U85! Humanes Immundefizienz-Virus mit Resistenz gegen Virustatika oder Proteinaseinhibitoren zur zusätzlichen Verschlüsselung zur Verfügung steht.

Patienten mit einer HIV-assoziierten Erkrankung (dies kann eine AIDS-definierende Erkrankung sein oder nicht) werden mit Schlüsselnummern aus der Gruppe B20–B24 (außer B23.0) kodiert. Die Kodes R75 und Z21 sind in diesem Fall nicht zu verwenden. Die interstitielle lymphoide Pneumonie wird nur mit B22 kodiert, d. h. ohne einen weiteren Kode etwas aus J84.-.

Sofern die Erkrankung, die hauptsächlich für die Veranlassung des Krankenhausaufenthalts des Patienten verantwortlich ist, die HIV-Krankheit ist, ist der entsprechende Kode aus B20–B24 (außer B23.0) oder O98.7 als Hauptdiagnose zu verwenden. Ein Beispiel hierfür ist ein Patient, der stationär zur antiretroviralen Chemotherapie der HIV-Erkrankung aufgenommen wird.

Wenn eine Manifestation der bereits bekannten HIV-Krankheit hauptsächlich für die Veranlassung des Krankenhausaufenthalts des Patienten verantwortlich ist, wird diese Manifestation zur Hauptdiagnose. Ein Kode aus B20-B24 (außer B23.0) ist als Nebendiagnose anzugeben (DKR 0101f).

Beispiel

Ein Patient mit AIDS wird zur Behandlung eines Kaposi-Sarkoms aufgenommen. Gleichzeitig besteht eine CMV-Retinitis.

Hauptdiagnose:

C46.8	Kaposi-Sarkom mehrerer Organe

Nebendiagnosen:

B21	Bösartige Neubildungen infolge HIV-Krankheit
B25.8†	Sonstige Zytomegalie
H32.0*	Chorioretinitis bei anderenorts klassifizierten infektiösen und parasitären Krankheiten

---

Das Kaposi-Sarkom ist immer ein primäres Neoplasma. Auch entgegen der Definition einer Nebendiagnose ist das Kaposi-Sarkom bei jedem weiteren Krankenhausaufenthalt als Nebendiagnose zu kodieren (DKR 0101f).

Ist eine Manifestation der HIV-Erkrankung die Hauptdiagnose, kann auch eine Kreuz-Stern-Kombination erforderlich sein.

Beispiel

Ein Patient wird zur Behandlung einer Pneumocystis jiroveci-Pneumonie auf dem Boden einer HIV-Erkrankung ins Krankenhaus aufgenommen. Wegen einer schweren respiratorischen Insuffizienz erhält er zusätzlich Sauerstoff und Steroide.

Hauptdiagnose:
B59† Pneumocystose

Nebendiagnosen:
J17.3* Pneumonie bei parasitären Krankheiten
B20 Infektiöse und parasitäre Krankheiten infolge HIV-Krankheit
J96.00 Akute respiratorische Insuffizienz

Die antiretrovirale Therapie ist ebenfalls zu verschlüsseln:
8-548 Hochaktive antiretrovirale Therapie [HAART]

Hinw.: Antiretrovirale Substanzen sind hier Medikamente zur Behandlung von HIV-Infektionen, z. B. Proteasehemmer, Fusionsinhibitoren, Nukleosidanaloga und nicht nukleosidale RT-Inhibitoren.

8-548.0 Mit 2 bis 4 Einzelsubstanzen
8-548.1 Mit 5 oder mehr Einzelsubstanzen

Ferner sind die Prozeduren anzugeben:
1-930.1 Quantitative Virus-Nukleinsäurebestimmung
1-930.3 Bestimmung der HI-Viruslast zur Verlaufsbeurteilung
1-930.4 Genotypische oder phänotypische Resistenzbestimmung von Viren (HI-Viren oder Hepatitis-B-Virus) gegen antiretrovirale Substanzen

4.6.5 Bakteriämie, Sepsis, Neutropenie

Grundsätzlich empfiehlt es sich, spätestens bei der Verschlüsselung schwerer Infektionen zu überprüfen, ob eine Sepsis anhand allgemeiner oder begründet modifizierter Kriterien (SIRS plus Organinfektion) vorgelegen hat und somit zur Hauptdiagnose wird, denn hieraus ergibt sich stets ein anderes Gruppierungsergebnis als bei der Wahl der Organinfektion als Hauptdiagnose.

Eine symptomatische Bakteriämie wird mit dem Kode aus der Kategorie A49.- Bakterielle Infektion nicht näher bezeichneter

Lokalisation verschlüsselt. Eine Ausnahme stellt nur die Meningokokkenbakteriämie dar, die mit A39.4 Meningokokkensepsis, nicht näher bezeichnet verschlüsselt wird.

Patienten mit einer Sepsis erhalten nach dem Erreger einen passenden Sepsis-Kode, z. B.:

A39.2	Akute Meningokokkensepsis
A40.-	Streptokokkensepsis
A41.-	Sonstige Sepsis
B37.7	Candida-Sepsis

Für postoperative Sepsis, Sepsis im Zusammenhang mit Infusionen oder Transfusionen gibt es weitere Kodes, z. B.:

T80.2	Infektionen nach Infusion, Transfusion oder Injektion zu therapeutischen Zwecken
T81.4	Infektion nach einem Eingriff, andernorts nicht klassifiziert
T81.6	Infektion und entzündliche Reaktion durch eine Herzklappenprothese

Für Infektionen nach Lungenoperationen stehen dabei keine spezifischen Kodes zur Verfügung, so dass der Kode T81.4 anzuwenden ist. Bei bekanntem Erreger wird zusätzlich ein Kode aus A40.- Streptokokkensepsis oder A41.- Sonstige Sepsis zugewiesen.

Tritt bei einem Neutropenie-Patienten eine Sepsis auf, wird an erster Stelle der Kode A40.- oder A41.- benutzt, danach ein Kode aus D70.- Agranulozytose und Neutropenie zugewiesen.

Im Fall einer Sepsis durch eine Harnwegsinfektion (Urosepsis) wird der Kode A40.- oder A 41.- benutzt und nicht N39.0 Harnwegsinfektion, Lokalisation n. n. bez. (DKR 0103f).

4.7 Keimträger

Erfolgt eine stationäre Aufnahme ausschließlich zur Isolierung bzw. Abschirmung eines Keimträgers (z. B. MRSA) vor seiner Umgebung oder zur Isolierung einer Person nach Kontakt mit Infektionskrankheiten, sollte der Hauptdiagnosekode Z29.0 Isolierung als prophylaktische Maßnahme zugewiesen werden. Auch hierbei ist an die Verschlüsselung von Infektionserregern (B95.-! bis B97.-!) bzw. von deren Resistenzen (U80.-!, U81!) zu denken, wobei bei Verwendung der U-Kodes nicht zusätzlich die B-Kodes verschlüsselt werden, da eine Besiedelung keine Krankheit darstellt. Es lassen sich weiter kodieren:

Z22.3	Keimträger anderer näher bezeichneter bakterieller Krankheiten (z. B. MRSA ohne Infektion, zusätzlich zu verschlüsseln mit B96.5! in Kombination mit U80.0!)
Z22.4	Keimträger von Infektionskrankheiten, die vorwiegend durch Geschlechtsverkehr übertragen werden (Gonorrhoe, Syphilis)
Z22.5	Keimträger der Virushepatitis (HBsAg-Träger)
Z22.8	Keimträger sonstiger Infektionskrankheiten

4.8 Zystische Fibrose

Zur Verschlüsselung stehen folgende Kodes zur Verfügung:

E84.0	Zystische Fibrose mit Lungenmanifestationen
E84.1	Zystische Fibrose mit Darmmanifestationen Distales intestinales Obstruktionssyndrom Mekoniumileus bei zystischer Fibrose† (P75*)
E84.8-	Zystische Fibrose mit sonstigen Manifestationen
E84.80	Zystische Fibrose mit Lungen- und Darm-Manifestation
E84.87	Zystische Fibrose mit sonstigen multiplen Manifestationen
E84.88	Zystische Fibrose mit sonstigen Manifestationen
E84.9	Zystische Fibrose, nicht näher bezeichnet

Bei einem Patienten mit Zystischer Fibrose ist unabhängig davon, aufgrund welcher Manifestation dieser Erkrankung er aufgenommen wird, eine Schlüsselnummer aus E84.- Zystische Fibrose als Hauptdiagnose zuzuordnen. Die spezifische(n) Manifestation(en) ist/sind immer als Nebendiagnose(n) zu verschlüsseln.

Es ist zu beachten, dass in Fällen mit kombinierten Manifestationen der passende Kode aus

E84.8- Zystische Fibrose mit sonstigen Manifestationen zu verwenden ist:

E84.80 Zystische Fibrose mit Lungen- und Darm-Manifestation

E84.87 Zystische Fibrose mit sonstigen multiplen Manifestationen

E84.88 Zystische Fibrose mit sonstigen Manifestationen

E84.80 Zystische Fibrose mit Lungen- und Darm-Manifestation wird nicht angegeben, wenn die Behandlung der Darm-Manifestation im Vordergrund steht und die stationäre Aufnahme z. B. speziell zur Operation einer mit der Darm-Manifestation in Zusammenhang stehenden Komplikation erfolgt ist. In diesen Fällen ist E84.1 Zystische Fibrose mit Darmmanifestationen als Hauptdiagnose zuzuweisen, als Nebendiagnose wird zusätzlich E84.0 Zystische Fibrose mit Lungenmanifestationen kodiert. Diese Kodieranweisung stellt somit eine Ausnahme zu den Regeln der ICD-10 zur Verschlüsselung der Zystischen Fibrose mit kombinierten Manifestationen dar. Bei Krankenhausaufenthalten, die nicht die Zystische Fibrose betreffen, wird die Erkrankung (z. B. Fraktur) als Hauptdiagnose und ein Kode aus E84.- Zystische Fibrose als Nebendiagnose verschlüsselt (DKR 0403d).

Die spezifischen Manifestationen wie Bronchiektasen (J47), infektexazerbierte chronisch obstruktive Bronchitis (J44.0-) oder Pneumonien (J13 bis J17.-) sollten als Nebendiagnosen aufgeführt werden (DKR 0403d).

Beispiel

Ein Patient mit zystischer Fibrose und einer daraus resultierenden chronisch obstruktiven Bronchitis mit Bronchiektasen wird zur antibiotischen und physiotherapeutischen Behandlung einer Infektexazerbation der mittelschweren Atemwegserkrankung durch einen multiresistenten Burkholderia cepacia aufgenommen. Gleichzeitig werden wegen einer Pankreasfibrose oral Pankreasfermente substituiert.

Hauptdiagnose:

E84.80 Zystische Fibrose mit Lungenmanifestationen

Nebendiagnosen:

J44.01	chronisch obstruktive Lungenerkrankung mit Infektion der unteren Atemwege FEV-1 ≥ 35 % und < 50 % des Sollwertes
B96.5!	Pseudomonas und andere Nonfermenter als Ursache von Krankheiten, die in anderen Kapiteln klassifiziert sind,
U80.7!	Burkholderia und Stenotrophomonas mit Resistenz gegen Chinolone, Amikacin, Ceftazidim, Piperacillin/Tazobactam oder Cotrimoxazol
J47	Bronchiektasen
E84.1	Zystische Fibrose mit Darmmanifestationen†
K87.1*	Krankheiten des Pankreas bei anderenorts klassifizierten Krankheiten

Die Darm-Manifestation wird also als Nebendiagnose angegeben. Bezüglich der zystischen Pankreasfibrose verweist zwar die ICD-10-GM in der entsprechenden Kategorie K86.- auf einen Kode aus E84.- Zystische Fibrose, aber die DKR 0403d schreibt die Verschlüsselung der spezifischen Manifestationen der zystischen Fibrose als Nebendiagnosen vor, so dass sich die Verwendung eines zusätzlichen Kodes, in diesem Falle nur sinnvoll des angegebenen Stern-Kodes, empfiehlt.

4.9 Diffuse Lungenkrankheiten

4.9.1 Interstitielle Lungenerkrankungen

Die Kodierung der interstitiellen Lungenerkrankungen bereitet in der Regel keine Schwierigkeiten. Für Lungenkrankheiten durch exogene Substanzen (Pneumokoniosen, exogen-allergische Alveolitis u. a.) werden eindeutige Kode bei J60 bis J70 angegeben. Die idiopathische pulmonale Fibrose wird durch J84.1 Sonstige interstitielle Lungenkrankheiten mit Fibrose verschlüsselt. Für andere Erkrankungen ergeben sich hingegen kodiertechnische Besonderheiten. Zur Funktionsdiagnostik sind, falls durchgeführt, die Prozedurenkodes für die Ganzkörperplethysmographie (1-710), Bestimmung der CO-Diffusionskapazität (1-711) sowie Spiroergometrie (1-712) zu verwenden. Weiterhin stehen die Kodes 1-173 Messung der funktionellen Residualkapazität [FRC] mit der Helium-Verdünnungsmethode und 1-715 Sechs-Minuten-Gehtest nach Guyatt zur Verfügung.

Sarkoidose

Für die Sarkoidose stehen Kodes aus der Kategorie D86.- zur Verfügung und zur gesonderten Verschlüsselung bestimmter Organmanifestationen Stern-Kodes.

D86.0	Sarkoidose der Lunge
D86.1	Sarkoidose der Lymphknoten
D86.2	Sarkoidose der Lunge mit Sarkoidose der Lymphknoten
D86.3	Sarkoidose der Haut
D86.8	Sarkoidose an sonstigen und kombinierten Lokalisationen Iridozyklitis bei Sarkoidose† (H22.1*) Febris uveoparotidea [Heerfordt-Syndrom] Multiple Hirnnervenlähmung bei Sarkoidose† (G53.2*) Sarkoid: • Arthropathie† (M14.8*) • Myokarditis† (I41.8*) • Myositis† (M63.3-*)
D86.9	Sarkoidose, nicht näher bezeichnet

Pulmonale Histiocytosis X

Obwohl nosologisch unkorrekt, wurden alle Manifestationen einer Langerhanszell-Histiozytose in ein Malignomkapitel überführt. Die Erkrankung kann weiterhin differenziert verschlüsselt werden wie folgt:

C96.5	Multifokale und unisystemische Langerhans-Zell-Histiozytose Hand-Schüller-Christian-Krankheit Histiozytose X, multifokal
C96.6	Unifokale Langerhans-Zell-Histiozytose Eosinophiles Granulom Histiozytose X, unifokal Histiozytose X o. n. A. Langerhans-Zell-Histiozytose o. n. A.

Für die Verschlüsselung der rein pulmonalen Verlaufsform (nichtsdestoweniger als disseminiert zu bezeichnen wegen des diffusen Lungenbefalls) gibt es nach wie vor keinen eigenen Kode, daher empfiehlt sich weiterhin eine Kode-Kombination: C96.5† mit J99.8* Krankheiten der Atemwege bei sonstigen anderenorts klassifizierten Krankheiten.

Lymphangioleiomyomatose

Hier besteht eine Klassifikationslücke. Bei den benignen lymphangiomatösen Entitäten wird auf D18.1- Lymphangiom verwiesen. Es bietet sich daher an, die Lymphangioleiomyomatose mit einer Kodekombination D18.18† Lymphangiom, sonstige Lokalisationen und J99.8* Krankheiten der Atemwege bei sonstigen anderenorts klassifizierten Krankheiten zu verschlüsseln.

4.9.2 Systemerkrankungen mit Lungenbeteiligung

Patienten mit einer Kollagenose oder Vaskulitis werden entweder wegen der Grunderkrankung oder aufgrund einer speziellen Manifestation aufgenommen. Da immer die Grunderkrankung im Mittelpunkt der Diagnostik steht, muss diese die Hauptdiagnose sein. Die aktuelle Manifestation wird als Nebendiagnose kodiert, sofern sie den medizinischen Behandlungsaufwand erhöht.

Wenn die Grunderkrankung bereits bekannt ist und nur die Manifestation im Behandlungsfokus steht, ist die Manifestation die Hauptdiagnose.

Kollagenosen

Sklerodermie

M34.0 Progressive systemische Sklerose

M34.1 CR(E)ST-Syndrom: Kombination von Kalzinose, Raynaud-Phänomen, Ösophagusfunktionsstörungen, Sklerodaktylie, Teleangiektasie

M34.2 Systemische Sklerose, durch Arzneimittel oder chemische Substanzen induziert

M34.8† Sonstige Formen der systemischen Sklerose:
- mit Lungenbeteiligung (J99.1*),
- Myopathie (G73.7*)

M35.4 Eosinophile Fasziitis

Sjögren-Syndrom

Treten Organmanifestationen auf, so wird das Sjögren-Syndrom mit M35.0† Sjögren-Syndrom und den betroffenen Lokalisationen verschlüsselt:

M35.0† Sjögren-Syndrom
- H19.3* Sjögren-Syndrom mit Keratokonjunktivitis
- J99.1* Lungenbeteiligung
- G73.7* Myopathie
- N16.4* tubulointerstitielle Nierenerkrankung

Vaskulitiden

Systemischer Lupus erythematodes (SLE)

Folgende Kodes stehen zur Verfügung:

M32.0 Arzneimittelinduzierter SLE

M32.1 SLE mit Beteiligung von Organen und Organsystemen

M32.8 Sonstige Formen des SLE

Der Kode M32.1† SLE mit Beteiligung von Organen und Organsystemen kann kombiniert werden mit

J99.1*	Lungenbeteiligung
N16.4*	Tubulointerstitielle Nierenerkrankung
N08.5*	Glomeruläre Krankheiten

Beispiel

Bei einem Patienten mit SLE kommt es zum Auftreten von interstitiellen Lungenveränderungen und Dyspnoe. Die Lungenfunktionsprüfung ergibt eine deutliche Restriktion und Gasaustauschstörung.

Hauptdiagnose:

M32.1†	SLE mit Beteiligung von Organen und Organsystemen

Nebendiagnose:

J99.1*	Krankheiten der Atemwege bei sonstigen diffusen Bindegewebskrankheiten

Prozeduren:

1-710	Ganzkörperplethysmographie
1-711	Bestimmung der CO-Diffusionskapazität

Therapiefolgen können auch die Hauptdiagnose darstellen.

Beispiel

Ein Patient mit bekanntem systemischen Lupus erythematodes wird wegen einer Pneumonie unter immunsuppressiver Behandlung stationär aufgenommen. Die immunsuppressive Therapie wird unterbrochen.

Hauptdiagnose:

J15.0	Pneumonie durch Klebsiella pneumoniae

Nebendiagnosen:

D90	Immunkompromittierung nach Bestrahlung, Chemotherapie oder sonstigen immunsuppressiven Maßnahmen
M32.8	Sonstige Formen des SLE

Polyangiitisformen (früher als Wegener-Granulomatose bezeichnet)

Die Verfahrensweise ist die gleiche wie bei anderen Systemerkrankungen. Allerdings ist unter M31.3 Wegener-Granulomatose zusätzlich Nekrotisierende Granulomatose der Atemwege hinterlegt, so dass nur darüber hinaus gehende Komplikationen verschlüsselt werden müssen.

Beispiel

Ein Patient wird wegen Hämoptysen stationär aufgenommen. Während des stationären Aufenthalts wird die Diagnose eines granulomatösen Polyangiitis mit Lungen- und Nierenbeteiligung gestellt. Es wird vorübergehend symptomatisch mit oralen Hämostyptika behandelt.

Hauptdiagnose:
M31.3† Wegener-Granulomatose

Nebendiagnosen:
N08.5* Glomeruläre Krankheiten bei Systemkrankheiten des Bindegewebes
R04.2 Hämoptysen

Erfolgt eine Immunsupression, so ist als Prozedur ein Kode anzugeben aus
8-547.3 Immunsuppression
.30 intravenös
.31 sonstige Applikationsform

Für das Churg-Strauss-Syndrom existiert ein gesonderter Kode:
M30.1 Panarteriitis mit Lungenbeteiligung, allergische Granulomatose (Churg-Strauss-Granulomatose)

Undifferenzierte Kollagenosen

Für den Fall, dass im Rahmen einer interstitiellen Lungenerkrankung ein erhöhter ANA-Titer ohne weitere Spezifierung entdeckt wird, muss klinisch über das Vorliegen einer undifferenzierten

Kollagenose mit Lungenbeteiligung entschieden werden. In einem solchen Fall ist die Kodekombination

M35.9†	Krankheit mit Systembeteiligung des Bindegewebes, nicht näher bezeichnet Autoimmunkrankheit (systemisch) o. n. A. Kollagen- (Gefäß-) Krankheit o. n. A.
J99.1*	Krankheiten der Atemwege bei sonstigen diffusen Bindegewebskrankheiten

anzuwenden.

4.9.3 Alveolarproteinose

Die Alveolarproteinose ist mit dem Kode J84.0 zu verschlüsseln, die therapeutische große Lungenlavage mit dem gruppierungsrelevanten OPS-Kode 8-173.0

4.9.4 Kryptogene organisierende Pneumonie oder Bronchiolitis obliterans mit organisierender Pneumonie (BOOP)

Hierfür steht kein passender Kode zur Verfügung, so dass hilfsweise der Kode J84.0 Alveoläre und parietoalveoläre Krankheitszustände verschlüsselt werden sollte.

4.10 Pulmonale kardiovaskuläre Erkrankungen

4.10.1 Lungenarterienembolie

Die Lungenarterienembolie wird unter Angabe eines gleichzeitig bestehenden oder nicht bestehenden Cor pulmonale bzw. nach der Klinik (Schweregrad) verschlüsselt.

I26.- Lungenembolie
Inkl.: Lungeninfarkt
Postoperative Lungenembolie
Pulmonal (-Arterien) (-Venen):
- Thromboembolie
- Thrombose

Exkl. als Komplikation bei:
- Abort, Extrauteringravidität oder Molenschwangerschaft (O00-O07 , O08.2)
- Schwangerschaft, Geburt oder Wochenbett (O88.-)

I26.0 Lungenembolie mit Angabe eines akuten Cor pulmonale
Akutes Cor pulmonale o. n. A.
Fulminante Lungenembolie
Massive Lungenembolie

I26.9 Lungenembolie ohne Angabe eines akuten Cor pulmonale
Lungenembolie o. n. A.
Nichtmassive Lungenembolie

Die Lungenembolie während der Schwangerschaft und die postpartale Lungenembolie bzw. Thrombose wird verschlüsselt mit:

O88.20 Lungenembolie während der Gestationsperiode

Lungenembolie im Wochenbett

O88.28 Sonstige Thromboembolie während der Gestationsperiode
Embolie o. n. A. im Wochenbett
Embolie o. n. A. während der Gestationsperiode

Eine Behandlung mit Antikoagulanzien, die der Patient wegen einer zurückliegenden Lungenembolie erhält, wird mit Z92.1 Dauertherapie (gegenwärtig) mit Antikoagulanzien in der Eigenanamnese und Z86.7 Krankheiten des Kreislaufsystems in der Eigenanamnese verschlüsselt.

4.10.2 Cor pulmonale und Rechtsherzinsuffizienz

Für das Cor pulmonale steht der Kode I27.9 Pulmonale Herzkrankheit, nicht näher bezeichnet zur Verfügung, bei dem die Entitäten „Chronische kardiopulmonale Krankheit" und „Cor pulmonale (chronisch) o. n. A." hinterlegt sind.

Die Rechtsherzinsuffizienz wird mit

I50.00 Primäre Rechtsherzinsuffizienz

oder

I50.01 Sekundäre Rechtsherzinsuffizienz
Inkl.: Globale Herzinsuffizienz Rechtsherzinsuffizienz infolge Linksherzinsuffizienz
Rechtsherzinsuffizienz o. n. A.

Bei einer globalen Herzinsuffizienz kommen die Schlüsselnummern I50.02!-I50.05! nicht zur Anwendung. Es ist in diesem Fall die Schlüsselnummer I50.01 in Kombination mit einer Schlüsselnummer aus I50.1- zur Angabe des Stadiums der Herzinsuffizienz anzugeben.

I50.02! Rechtsherzinsuffizienz ohne Beschwerden
Inkl.: NYHA-Stadium I
I50.03! Rechtsherzinsuffizienz mit Beschwerden bei stärkerer Belastung
Inkl.: NYHA-Stadium II
I50.04! Rechtsherzinsuffizienz mit Beschwerden bei leichterer Belastung
Inkl.: NYHA-Stadium III
I50.05! Rechtsherzinsuffizienz mit Beschwerden in Ruhe
Inkl.: NYHA-Stadium IV

verschlüsselt.

Das Cor pulmonale ist bei Verschlüsselung einer Rechtsherzinsuffizienz zusätzlich zu kodieren.

Linksherzinsuffizienz ist ebenfalls stadienabhängig zu kodieren

I50.1	Linksherzinsuffizienz Inkl.: Asthma cardiale Diastolische Herzinsuffizienz Linksherzversagen Lungenödem (akut) mit Angabe einer nicht näher bezeichneten Herzkrankheit oder einer Herzinsuffizienz
I50.11	ohne Beschwerden Inkl.: NYHA Stadium I
I50.12	mit Beschwerden bei stärkerer Belastung Inkl.: NYHA Stadium II
I50.13	mit Beschwerden bei leichterer Belastung Inkl.: NYHA Stadium III
I50.14	mit Beschwerden bei in Ruhe Inkl.: NYHA Stadium IV
I50.19	nicht näher bezeichnet

4.10.3 Pulmonale Hypertonie (PAH)

Unter I27.- Sonstige pulmonale Herzkrankheiten finden sich die Kode für

I27.0	Primäre pulmonale Hypertonie Pulmonale (arterielle) Hypertonie (idiopathisch) (primär)
I27.1	Kyphoskoliotische Herzkrankheit
I27.2	Sonstige näher bezeichnete sekundäre pulmonale Hypertonie
I27.20	Pulmonale Hypertonie bei chronischer Thromboembolie
I27.28	Sonstige näher bezeichnete sekundäre pulmonale Hypertonie
I27.8	Sonstige näher bezeichnete pulmonale Herzkrankheiten *Exkl.:* Eisenmenger-Defekt (Q21.88)
I27.9	Pulmonale Herzkrankheit, nicht näher bezeichnet *Inkl.:* Chronische kardiopulmonale Krankheit, Cor pulmonale (chronisch) o. n. A.

Soll für I27.28 die Ursache angegeben werden, ist eine zusätzliche Schlüsselnummer zu benutzen.

Bei Patienen mit PAH erfolgt oft auch eine subtile invasive Diagnostik. Diesbezüglich ist auf eine vollständige Verschlüsselung der Prozeduren zu achten. Mögliche Prozeduren hierbei sind:

1-27 Diagnostische Katheteruntersuchung an Herz und Kreislauf
Exkl.: Elektrophysiologische Untersuchung des Herzens, kathetergestützt (1-265)

1-273 Rechtsherz-Katheteruntersuchung
Inkl.: Katheteruntersuchung von A. pulmonalis, rechtem Ventrikel, rechtem Vorhof und V. cava
Druckmessung, Druckgradientenbestimmung, Messung des Herzzeitvolumens, Bestimmung des pulmonalen Gefäßwiderstandes und Messung unter Belastung

---

Hinw.: Bei einer kombinierten Links- und Rechtsherz-Katheteruntersuchung ist jeweils ein Kode für die Rechtsherz-Katheteruntersuchung und ein Kode für die Linksherz-Katheteruntersuchung anzugeben

---

1-273.1 Oxymetrie
1-273.2 Druckmessung mit Messung des Shuntvolumens
1-273.5 Messung der pulmonalen Flussreserve
1-273.6 Messung des Lungenwassers
1-273.x Sonstige
1-273.y N.n.bez.

4.11 Lungentransplantation

Hauptdiagnose der Patienten, die zu einer Lungentransplantation stationär aufgenommen werden, ist die zu Grunde liegende Lungenerkrankung.

Weiterhin die Listung eines Patienten zur Transplantation sowie die entsprechende Dringlichkeit.

U55.2- Erfolgte Registrierung zur Lungentransplantation
U55.20 Ohne Dringlichkeitsstufe U [Urgency] oder HU [High Urgency]
U55.21 Mit Dringlichkeitsstufe U [Urgency]
U55.22 Mit Dringlichkeitsstufe HU [High Urgency]
U55.3- Erfolgte Registrierung zur Herz-Lungentransplantation
U55.30 Ohne Dringlichkeitsstufe U [Urgency] oder HU [High Urgency]
U55.31 Mit Dringlichkeitsstufe U [Urgency]
U55.32 Mit Dringlichkeitsstufe HU [High Urgency]

2014 neu eingeführt wurde der Kode:

Z52.80 Lungenspender

Zu kodieren sind auch die Prozeduren:

1-920 Medizinische Evaluation und Entscheidung über die Indikation zur Transplantation

---

Hinw.: Der Zeitpunkt der Aufnahme auf die Warteliste kann auch nach dem stationären Aufenthalt liegen, in dem die vollständige Evaluation durchgeführt wurde.

1-920.0 Vollständige Evaluation, ohne Aufnahme eines Patienten auf eine Warteliste zur Organtransplantation
.02 Lungentransplantation
1-920.1 Teilweise Evaluation, ohne Aufnahme eines Patienten auf eine Warteliste zur Organtransplantation *Inkl.:* Abbruch der Evaluation
.12 Lungentransplantation

1-920.2 Vollständige Evaluation, mit Aufnahme eines Patienten auf eine Warteliste zur Organtransplantation

---

Hinw.: Ein Kode aus diesem Bereich darf pro geplanter Transplantation nur einmal angegeben werden.

.22 Lungentransplantation

1-920.3 Re-Evaluation, mit Aufnahme oder Verbleib eines Patienten auf eine(r) Warteliste zur Organtransplantation

.32 Lungentransplantation

1-920.4 Re-Evaluation, mit Herausnahme eines Patienten aus einer Warteliste zur Organtransplantation

.42 Lungentransplantation

Die Kodes für die Transplantation selbst wurden in 2014 weiter differenziert:

5-324 Einfache Lobektomie und Bilobektomie der Lunge
Inkl.: Viszerale Pleurektomie

5-324.c Lobektomie zur Lebend-Organspende, offen chirurgisch

Für die Organentnahme beim Lungenspender wurde 2014 einen neue unbewertete Fallpauschale (Z04Z) in den Katalog aufgenommen.

5-335 Lungentransplantation
Exkl.: Herz-Lungen-Transplantation (5-375)

5-335.2 Transplantation

5-335.20 ↔ Komplett (gesamtes Organ)

5-335.21 ↔ Partiell (Lungenlappen)

5-335.3 Retransplantation während desselben stationären Aufenthalts

5-335.30 ↔ Komplett (gesamtes Organ)

5-335.31 ↔ Partiell (Lungenlappen)

Patienten, die transplantiert wurden, kommen nach der Transplantation aus unterschiedlichsten Gründen wieder zu stationären Aufenthalten:

- Kontrolluntersuchung
- Abstoßungsreaktion
- Infektionen
- Nebenwirkungen der Immunsuppression

Der jeweilige Aufnahmegrund entsprechend der Hauptdiagnosedefinition ist in allen Fällen die Hauptdiagnose. Der Zustand nach Lungentransplantation ist in keinem Fall die Hauptdiagnose (dies führt immer zur Eingruppierung in eine Fehler-DRG), sondern immer Nebendiagnose. Die stationäre Kontrolluntersuchung nach Lungentransplantation mit einer erweiterten Diagnostik und ggf. einer Therapieumstellung wird mit Z09.80 Nachuntersuchung nach Organtransplantation kodiert.

Beispiel
Vorstellung zur Kontrolluntersuchung nach Lungentransplantation, es werden keine Komplikationen festgestellt.

Hauptdiagnose:
Z09.80 Nachuntersuchung nach Organtransplantation

Nebendiagnosen:
Z94.2 Zustand nach Lungentransplantation
Z92.2 Dauertherapie (gegenwärtig) mit anderen Arzneimitteln in der Eigenanamnese

---

Beispiel
Stationäre Aufnahme eines lungentransplantierten Patienten zur Behandlung einer Abstoßungsreaktion unter immunsuppressiver Therapie.

Hauptdiagnose:
T86.81 Versagen und Abstoßung eines Lungentransplantates

Nebendiagosen:

Z94.2 Zustand nach Lungentransplantation

Z92.2 Dauertherapie (gegenwärtig) mit anderen Arzneimitteln in der Eigenanamnese

sowie eventuelle weitere Begleiterkrankungen

Beispiel

Wiedervorstellung zur Behandlung einer Infektion bei Gabe von Immunsuppressiva nach Lungentransplantation.

Hauptdiagnose:

D90 Immunkompromittierung nach Bestrahlung, Chemotherapie oder sonstigen immunsuppressiven Maßnahmen

Nebendiagnosen:

Z94.2 Zustand nach Lungentransplantation

Z92.2 Dauertherapie (gegenwärtig) mit anderen Arzneimitteln in der Eigenanamnese

---

Beispiel

Ein transplantierter Patient kommt unter Ciclosporintherapie wegen Veränderung der Nierenfunktion zur Neueinstellung bzw. Umstellung der Medikation.

Hauptdiagnose:

N14.1 Nephropathie durch sonstige Arzneimittel, Drogen und biologisch aktive Substanzen

Nebendiagnosen:

Y57.9! Komplikationen durch Arzneimittel oder Drogen

Z94.2 Zustand nach Lungentransplantation

Z92.2 Dauertherapie (gegenwärtig) mit anderen Arzneimitteln in der Eigenanamnese

---

Empfänger des transplantierten Organs bekommen als Hauptdiagnose den Grund der Aufnahme und den entsprechenden Prozedurenkode für die Transplantation. Es ist nicht notwendig, die Entfernung des erkrankten Organs zu kodieren. Domino-Transplantationspatienten (wenn der Patient während der Behandlungsphase ein Organ sowohl erhält als auch spendet (z. B. Herz/Lunge) erhalten eine Spender-Nebendiagnose aus Z52.- Spender von Organen und Geweben und die Prozedurenkodes für die Transplantation und für die Entnahme (mit der Transplantation als Hauptprozedur).

Wird ein Patient aufgrund eines Versagens oder einer Abstoßungsreaktion nach Transplantation eines Organs oder Gewebes oder einer Graft-versus-host-Krankheit (GVHD) aufgenommen, wird ein Kode aus T86.- Versagen und Abstoßung von transplantierten Organen und Geweben als Hauptdiagnose zugewiesen. Im Falle einer Transplantation von hämatopoetischen Stammzellen ist die (maligne) Grunderkrankung als Nebendiagnose zu kodieren, ebenso ggf. die Organmanifestationen einer GVHD, sofern diese die Nebendiagnosenkriterien nach DKR D003l (Nebendiagnosen) erfüllen. (Diese Regelung hat Vorrang vor DKR 0201n Auswahl und Reihenfolge der Kodes.) Erfolgt die Aufnahme aus einem anderen Grund als des Versagens oder der Abstoßungsreaktion nach Transplantation, so ist T86.- Versagen und Abstoßung von transplantierten Organen und Geweben nicht als Hauptdiagnose anzugeben.

4.12 Intensivmedizin

Nicht unerhebliche Änderungen in den Katalogen der letzten Jahre zeigen die differenzierte Weiterentwicklung gerade dieses Themenkomplexes. Neben der Kodierung von Beatmungsstunden sind eine Vielzahl von Diagnosen, Prozeduren, und Zusatzentgelten zu berücksichtigen und entsprechend zu verschlüsseln. So sind z. B. die richtigen Schlüssel für Sepsisfälle, SIRS oder die differenzierte Abbildung der akuten Pankreatitis von erlösrelevanter Bedeutung.

Die komplette Abbildung intensivmedizinischer Diagnosen und Leistungen ist sehr komplex und würde den Rahmen dieses Leitfadens sprengen. Wir haben uns dennoch entschlossen, einen Abschnitt Intensivmedizin zu gestalten, beschränken uns aber auf Elemente bei der intensivmedizinischen Betreuung von Patienten unter pneumologischen Aspekten.

4.12.1 Maschinelle Beatmung

Definition: Maschinelle Beatmung
Maschinelle Beatmung („künstliche Beatmung") ist ein Vorgang, bei dem Gase mittels einer mechanischen Vorrichtung in die Lunge bewegt werden. Die Atmung wird unterstützt durch das Verstärken oder Ersetzen der eigenen Atemleistung des Patienten. Bei der künstlichen Beatmung ist der Patient in der Regel intubiert oder tracheotomiert und wird fortlaufend beatmet. Bei intensivmedizinisch versorgten Patienten kann eine maschinelle Beatmung auch über Maskensysteme erfolgen, wenn diese an Stelle der bisher üblichen Intubation oder Tracheotomie eingesetzt werden.

Bei Neugeborenen sind darüber hinaus auch andere atmungsunterstützende Maßnahmen zu verschlüsseln (siehe Punkt 3).

Kodierung
Wenn eine maschinelle Beatmung die obige Definition erfüllt, ist
1) die Dauer der künstlichen Beatmung in Stunden zu kodieren,

Hinw.: Die nachfolgenden Kodes sind nicht zu verwenden, wenn die Beatmung während einer Operation durchgeführt wurde. Eine Beatmung, die während einer Operation beginnt und länger als 24 Stunden andauert, muss allerdings kodiert werden. Bei mehreren Beatmungsepisoden während eines stationären Aufenthaltes sind die Zeiten zu addieren und am Ende einmal zu kodieren. Die Dauer der Entwöhnung wird bei der Berechnung der Beatmungsdauer eines Patienten hinzugezählt. Die Intubation ist zusätzlich zu kodieren. Die im Rahmen der Aufrechterhaltung der Homöostase für die postmortale Organspende (8-978) ab dem Zeitpunkt des Beginns der zur Feststellung des Hirntodes (1-202.0) führenden Hirntoddiagnostik anfallende Dauer der maschinellen Beatmung darf bei der Berechnung der Dauer der maschinellen Beatmung für die im Rahmen der Datenübermittlung nach § 301 SGB V/§ 21 KHEntgG zu übermittelten Beatmungsstundenzahl nicht berücksichtigt werden.

2a) einer der folgenden Kodes

8-701 Einfache endotracheale Intubation
8-704 Intubation mit Doppellumentubus
8-706 Anlegen einer Maske zur maschinellen Beatmung

und/oder
2b) der zutreffende Kode aus

5-311 Temporäre Tracheostomie oder
5-312 Permanente Tracheostomie

anzugeben, wenn zur Durchführung der künstlichen Beatmung ein Tracheostoma angelegt wurde.

3) Bei Neugeborenen ist zusätzlich ein Kode aus

8-711 Maschinelle Beatmung bei Neugeborenen

anzugeben.

Berechnung der Dauer der Beatmung

Eine maschinelle Beatmung (siehe Definition), die zur Durchführung einer Operation oder während einer Operation begonnen wird und die nicht länger als 24 Stunden dauert, zählt nicht zur Gesamtbeatmungszeit. Die maschinelle Beatmung während einer Operation im Rahmen der Anästhesie wird als integraler Bestandteil des chirurgischen Eingriffs angesehen.

Wenn die maschinelle Beatmung jedoch zur Durchführung einer Operation oder während einer Operation begonnen wird und länger als 24 Stunden dauert, dann zählt sie zur Gesamtbeatmungszeit. Die Berechnung der Dauer beginnt in diesem Fall mit der Intubation; die Intubation ist in diesem Fall zu kodieren, obwohl sie zur Operation durchgeführt wurde.

Beispiel

Ein Patient wird im Anschluss einer thoraxchirurgischen Operation 21 Stunden beatmet. Die Operation dauerte 4 Stunden.

Prozedur:

8-701 Einfache endotracheale Intubation, Beatmungsdauer: 25 h

Eine Beatmung, die nicht zum Zweck einer Operation begonnen wurde, z. B. in der Intensivbehandlung im Rahmen einer Exazerbation oder Pneumonie, zählt unabhängig von der Dauer immer zur Gesamtbeatmungszeit. Werden bereits beatmete Patienten operiert, so zählt die Operationszeit zur Gesamtbeatmungszeit. Als Bezugsdatum ist der Tag der ersten Leistung zu wählen (DKR P012d, DKR P005h).

Die Berechnung der Dauer der Beatmung beginnt mit einem der folgenden Ereignisse:

Endotracheale Intubation

Für Patienten, die zur künstlichen Beatmung intubiert werden, beginnt die Berechnung der Dauer mit dem Anschluss an die Beatmungsgeräte. Dies gilt auch für den Fall einer endotrachealen oder endobronchialen Intervention mit der Notwendigkeit einer anschließenden längeren Beatmungsperiode. Gelegentlich muss die endotracheale Kanüle wegen mechanischer Probleme ausgetauscht werden. Zeitdauer der Entfernung und des unmittelbaren Ersatzes der endotrachealen Kanüle sind in diesem Fall als Teil der Beatmungsdauer anzusehen; die Berechnung der Dauer wird fortgesetzt. Für Patienten, bei denen eine künstliche Beatmung durch endotracheale Intubation begonnen und später eine Tracheotomie durchgeführt wird, beginnt die Berechnung der Dauer mit der Intubation. Die Zeitdauer der Beatmung über das Tracheostoma wird hinzugerechnet.

Maskenbeatmung

Die Berechnung der Dauer der künstlichen Beatmung beginnt zu dem Zeitpunkt, an dem die maschinelle Beatmung einsetzt. Zusätzlich muss dann der folgende Kode verwendet werden:

8-716 Einstellung einer häuslichen maschinellen Beatmung
Inkl.: Beatmung über Maske oder Tracheostoma

Einleitung einer nasalen Ventilationstherapie bei Cheyne-Stokes-Atmung im Rahmen einer Herzinsuffizienz

8-716.0 Ersteinstellung

8-716.00 nicht invasive häusliche Beatmung

8-716.01 invasive häusliche Beatmung nach erfolgloser Beatmungsentwöhnung

8-716.02 invasive häusliche Beatmung als elektive Maßnahme oder ohne

Beatmungsentwöhnungsversuch

8-716.1 Kontrolle oder Optimierung einer früher eingeleiteten häuslichen Beatmung

8-716.10 nicht invasive häusliche Beatmung

8-716.11 invasive häusliche Beatmung

8-716.2 Beendigung einer früher eingeleiteten häuslichen Beatmung

8-716.20 nicht invasive häusliche Beatmung

8-716.21 invasive häusliche Beatmung

Tracheotomie (mit anschließendem Beginn der künstlichen Beatmung)

Die Berechnung der Dauer der künstlichen Beatmung beginnt zu dem Zeitpunkt, an dem die maschinelle Beatmung einsetzt.

Aufnahme eines beatmeten Patienten

Für jene Patienten, die maschinell beatmet aufgenommen werden, beginnt die Berechnung der Dauer mit dem Zeitpunkt der Aufnahme (s. a. „Verlegte Patienten“).

Die Berechnung der Dauer der Beatmung endet mit einem der folgenden Ereignisse:

Extubation

Beendigung der Beatmung nach einer Periode der Entwöhnung.

Anmerkung

Für Patienten mit einem Tracheostoma (nach einer Periode der Entwöhnung) gilt: Bei beatmeten Patienten wird die Trachealkanüle für einige Tage (oder länger, z. B. bei neuromuskulären Erkrankungen) an ihrem Platz belassen, nachdem die künstliche Beatmung beendet wurde. Die Berechnung der Beatmungsdauer ist in diesem Fall zu dem Zeitpunkt beendet, an dem die maschinelle Beatmung eingestellt wird.

Das Ende der Entwöhnung kann nur retrospektiv nach Eintreten einer stabilen respiratorischen Situation festgestellt werden. Eine stabile respiratorische Situation liegt vor, wenn ein Patient über einen längeren Zeitraum vollständig und ohne maschinelle Unterstützung spontan atmet.

Dieser Zeitraum wird wie folgt definiert:
Für Patienten, die (inklusive Entwöhnung) bis zu 7 Tage beatmet wurden: 24 Stunden

Für Patienten, die (inklusive Entwöhnung) mehr als 7 Tage beatmet wurden: 36 Stunden

Für die Berechnung der Beatmungsdauer gilt als Ende der Entwöhnung dann das Ende der letzten maschinellen Unterstützung der Atmung.

Beispiel

Ein Patient wird seit dem 5.7. beatmet. Am 10.7. um 12:00 Uhr endet die letzte maschinelle Atemunterstützung mit dem Ziel, die Atemunterstützung einzustellen. Am 11.7. benötigt der Patient wegen respiratorischer Instabilität um 10:00 Uhr wieder maschinelle Atemunterstützung (innerhalb des definierten Zeitraums von 24 Stunden bei Beatmung bis zu 7 Tagen). Bei der Berechnung der Gesamtbeatmungsdauer wird auch das beatmungsfreie Zeitintervall vom 10.7. um 12:00 Uhr bis zum 11.7. um 10:00 Uhr für die Beatmungsperiode berücksichtigt.

Beispiel
Ein Patient wird seit dem 5.7. beatmet. Am 10.7. um 12:00 Uhr endet die letzte maschinelle Atemunterstützung mit dem Ziel, die Atemunterstützung einzustellen. Am 11.7. wird um 12:00 Uhr festgestellt, dass der Patient respiratorisch stabil ist und suffizient spontan atmet (Ende des definierten Zeitraums von 24 Stunden bei Beatmung bis zu 7 Tagen). Die Berechnung der Beatmungsdauer endet am 10.7. um 12:00 Uhr. Wird der Patient zu einem späteren Zeitpunkt (nach 11.7., 12:00 Uhr) wieder beatmungspflichtig, beginnt eine neue Beatmungsperiode.

Zur Entwöhnung vom Respirator zählt auch die maschinelle Unterstützung der Atmung durch intermittierende Phasen assistierter nichtinvasiver Beatmung bzw. Atemunterstützung wie z. B. durch Masken-CPAP/ASB oder durch Masken-CPAP jeweils im Wechsel mit Spontanatmung ohne maschinelle Unterstützung. Sauerstoffinsufflation bzw. -inhalation über Maskensysteme oder O2-Sonden gehören jedoch nicht dazu.

Im speziellen Fall einer Entwöhnung mit intermittierenden Phasen der maschinellen Unterstützung der Atmung durch Masken-CPAP im Wechsel mit Spontanatmung ist eine Anrechnung auf die Beatmungszeit nur möglich, wenn die Spontanatmung des Patienten insgesamt mindestens 6 Stunden pro Kalendertag durch Masken-CPAP unterstützt wurde. Die Berechnung der Beatmungsdauer endet in diesem Fall nach der letzten Masken-CPAP-Phase an dem Kalendertag, an dem der Patient zuletzt insgesamt mindestens 6 Stunden durch Masken-CPAP unterstützt wurde.

Beispiel
Ein Patient wurde seit dem 2.7. beatmet. Im Rahmen der Entwöhnung erfolgte die Atemunterstützung durch Masken-CPAP
am 10.7. für insgesamt 8 Stunden
am 11.7. für insgesamt 6 Stunden (letzte Masken-CPAP-Anwendung endete um 22:00 Uhr)

am 12.7. für insgesamt 4 Stunden.

Die Berechnung der Beatmungsdauer einschließlich Entwöhnung endet damit am 11.7. um 22:00 Uhr.

Für den Sonderfall von heimbeatmeten Patienten, die über ein Tracheostoma beatmet werden, ist analog zur Regelung zu intensivmedizinisch versorgten Patienten, bei denen die maschinelle Beatmung über Maskensysteme erfolgt, vorzugehen. Das bedeutet, dass die Beatmungszeiten zu erfassen sind, wenn es sich im Einzelfall um einen „intensivmedizinisch versorgten Patienten" handelt.

Entlassung, Tod oder Verlegung eines Patienten, der eine künstliche Beatmung erhält

Hier wird die Entlassung als Ende der Beatmung kodiert.

Die Methode der Entwöhnung (z. B. CPAP, SIMV, PSV) von der künstlichen Beatmung wird nicht kodiert. Die Kodes aus 8-711 ff. sind ausschließlich für Neugeborene zu verwenden. Die Dauer der Entwöhnung wird bei der Berechnung der Beatmungsdauer eines Patienten hinzugezählt. Es kann mehrere Versuche geben, den Patienten vom Beatmungsgerät zu entwöhnen. Bei intermittierender Beatmung während des Weanings sind auch die beatmungsfreien Stunden zur Beatmungszeit hinzuzurechnen.

Nachfolgende Perioden der maschinellen Beatmung

Nachdem die maschinelle Beatmung beendet wurde, kann sich der Zustand des Patienten verschlechtern und eine neuerliche Beatmungsperiode während desselben Krankenhausaufenthaltes erfordern. In diesen Fällen sind die Beatmungszeiten zunächst erneut zu erfassen, bei Entlassung zu addieren und die Summe zur nächsten ganzen Stunde aufgerundet einmal für den gesamten Aufenthalt zu kodieren.

Verlegte Patienten

Bei Verlegung eines beatmeten Patienten finden die folgenden Grundregeln Anwendung:

Das verlegende Krankenhaus gibt die zutreffenden Kodes an

- die Beatmungsdauer in Stunden
- für den Zugang bei maschineller Beatmung (8-70 ff.)

- für die Tracheostomie (5-311; 5-312)
- für maschinelle Beatmung bei Neugeborenen (8-711 ff.),

wenn diese Maßnahmen von der verlegenden Einrichtung durchgeführt worden sind. Das aufnehmende Krankenhaus kodiert die Dauer der Beatmung in Stunden, bei Neugeborenen wird zusätzlich ein Kode aus 8-711 ff. zugewiesen. Ein Kode für die Einleitung der Beatmung wird nicht angegeben, da diese Maßnahmen vom verlegenden Krankenhaus durchgeführt wurden.

Wenn ein nicht beatmeter intubierter Patient verlegt wird, kodiert das verlegende Krankenhaus den Zugang bei maschineller Beatmung (8-70 ff.) sowie ggf. die Tracheostomie (5-311.-; 5-312.-). Das aufnehmende Krankenhaus kodiert diese bereits geleisteten Prozeduren nicht noch einmal.

„Heimbeatmung"

Entsprechend den Kodierrichtlinien kann auch eine Maskenbeatmung analog zur Beatmung mit Intubation oder Tracheotomie kodiert werden. Es werden hierbei folgende Voraussetzungen gefordert: Bei intensivmedizinisch versorgten Patienten kann eine maschinelle Beatmung auch über Maskensysteme erfolgen, wenn diese an Stelle der bisher üblichen Intubation oder Tracheotomie eingesetzt werden. Es müssen also die Bedingen Intensivmedizin und Anwendung zur Verhinderung von Intubation/ Tracheotomie erfüllt sein. Vom MDK wird zuweilen, angezweifelt, dass eine pneumologische Beatmungs-/Weaning-Station intensivmedizinischen Kriterien gerecht wird. Hier kann dann eine konsequente Namensgebung der Station (z. B. „Beatmungsstation") sowie der Hinweis auf die vorhandene zentrale Patientenüberwachung und die Führung geeigneter „Intensivkurven" hilfreich sein. Insbesondere ist auf die regelmäßige Erfassung und Dokumentation der Vitalparameter in der Kurve zu achten.

Bei Aufnahme eines Patienten zur elektiven Beatmungseinleitung sind diese Kriterien im Allgemeinen nicht erfüllt. Es ist dann der Kode

8-716.- Einstellung einer häuslichen maschinellen Beatmung Ersteinstellung

Beatmungsstunden dürfen bei elektiver Einleitung oder Kontrolle nicht zusätzlich verschlüsselt werden.

Intubation ohne maschinelle Beatmung

Eine Intubation kann auch durchgeführt werden, wenn keine künstliche Beatmung erforderlich ist, z. B. wenn es notwendig ist, den Luftweg offen zu halten. Kinder können bei Diagnosen wie Asthma, Krupp oder Epilepsie intubiert werden, und Erwachsene können in Fällen von Verbrennungen oder schwerem Trauma intubiert werden. Eine Intubation ist in diesen Fällen mit einem Kode aus

8-700.- Offenhalten der oberen Atemwege
8-701 Einfache endotracheale Intubation

zu verschlüsseln.

Kontinuierlicher positiver Atemwegsdruck (CPAP)

8-711.0 Atemunterstützung mit kontinuierlichem positivem Atemwegsdruck (CPAP)

sind nur bei Neugeborenen und Säuglingen zu kodieren, unabhängig von der Behandlungsdauer (also auch unter 24 Stunden).

Wenn bei **Erwachsenen, Kindern und Jugendlichen** eine Störung wie Schlafapnoe mit CPAP behandelt wird, sind Kodes aus 8-711.0 und 8-712.0 Atemunterstützung mit kontinuierlichem positivem Atemwegsdruck (CPAP) sowie die Beatmungsdauer **nicht** zu verschlüsseln. Die Ersteinstellung einer CPAP-Therapie bzw. die Kontrolle oder Optimierung einer früher eingeleiteten CPAP-Therapie werden mit einem Kode aus 8-717 Einstellung einer nasalen oder oronasalen Überdrucktherapie bei schlafbezogenen Atemstörungen verschlüsselt.

Wenn CPAP bzw. Masken-CPAP als Entwöhnungsmethode von der Beatmung verwendet wird, sind Kodes aus 8-711.0 und

8-712.0 nicht zu verwenden; die Beatmungsdauer ist hingegen zu berücksichtigen (s. o.), d. h. zur gesamten Beatmungsdauer dazuzurechnen (siehe: Definition der „maschinellen Beatmung“; „Methode der Entwöhnung“; „Dauer der Entwöhnung“, „Ende der Beatmung“).

Wenn **bei Erwachsenen und Kindern** eine Störung wie Schlafapnoe mit CPAP behandelt wird, ist die Anwendung von CPAP wie folgt zu verschlüsseln:

8-717.- Einstellung einer nasalen oder oronasalen Überdrucktherapie bei schlafbezogenen Atemstörungen
Inkl.: CPAP-Therapie, Bi-Level-Therapie, auto-CPAP-Therapie

Hinw.: Eine diagnostische Polysomnographie ist gesondert zu kodieren (1-790).

8-717.0 Ersteinstellung

8-717.1 Kontrolle oder Optimierung einer früher eingeleiteten nasalen oder oro-nasalen Überdrucktherapie

Wenn CPAP als Entwöhnungsmethode von der Beatmung verwendet wird, ist 8-711.0 oder 8-717 ff. nicht zu verwenden; die Beatmungsdauer ist hingegen zu berücksichtigen (s. o.).

Lungenersatzverfahren

8-852 Extrakorporaler Gasaustausch ohne und mit Herzunterstützung und Prä-ECMO-Therapie

8-852.0 Veno-venöse extrakorporale Membranoxygenation (ECMO) ohne Herzunterstützung

---

Hinw.: Die perkutane Implantation der Kanülen ist im Kode enthalten

Die offen chirurgische Implantation der Kanülen ist gesondert zu kodieren (5-37b ff.).

8-852.00 Dauer der Behandlung bis unter 48 Stunden

8-852.01 Dauer der Behandlung 48 bis unter 96 Stunden

8-852.03 Dauer der Behandlung 96 bis unter 144 Stunden
8-852.04 Dauer der Behandlung 144 bis unter 192 Stunden
8-852.05 Dauer der Behandlung 192 bis unter 240 Stunden
8-852.06 Dauer der Behandlung 240 bis unter 288 Stunden
8-852.07 Dauer der Behandlung 288 bis unter 384 Stunden
8-852.08 Dauer der Behandlung 384 bis unter 480 Stunden
8-852.09 Dauer der Behandlung 480 bis unter 576 Stunden
8-852.0b Dauer der Behandlung 576 bis unter 768 Stunden
8-852.0c Dauer der Behandlung 768 bis unter 960 Stunden
8-852.0d Dauer der Behandlung 960 bis unter 1152 Stunden
8-852.0e Dauer der Behandlung 1152 oder mehr Stunden
8-852.1 Prä-ECMO-Therapie

Hinw.: Vorhaltung einer einsatzfähigen ECMO oder minimalisierten Herz-Lungen-Maschine ohne anschließende Durchführung einer Therapie mit einer ECMO oder minimalisierten Herz-Lungen-Maschine.

8-852.2 Extrakorporale Lungenunterstützung, pumpenlos (PECLA)
8-852.20 Dauer der Behandlung bis unter 144 Stunden
8-852.21 Dauer der Behandlung 144 bis unter 288 Stunden
8-852.22 Dauer der Behandlung 288 bis unter 432 Stunden
8-852.23 Dauer der Behandlung 432 bis unter 720 Stunden
8-852.24 Dauer der Behandlung 720 bis unter 1008 Stunden
8-852.25 Dauer der Behandlung 1008 Stunden und mehr
8-852.3 Anwendung einer minimalisierten Herz-Lungen-Maschine
Inkl.: ECLS, veno-arterielle extrakorporale Membranoxygenation (ECMO) mit Herzunterstützung, veno-venös-arterielle extrakorporale Membranoxygenation (ECMO) mit Herzunterstützung

Hinw.: Die perkutane Implantation der Kanülen ist im Kode enthalten.

Die offen chirurgische Implantation der Kanülen ist gesondert zu kodieren (5-37b ff.).

Diese Kodes sind anzugeben für die postoperative Kreislaufunterstützung oder die Kreislaufunterstützung kreislaufinstabiler Patienten mit der minimalisierten Herz-Lungen-Maschine. Bei Anwendung der minimalisierten Herz-Lungen-Maschine zur intraoperativen Herz-Lungen-Unterstützung und geforderter zusätzlicher Kodierung der Herz-Lungen-Maschine ist ein Kode aus 8-851 ff. anzugeben

8-852.30 Dauer der Behandlung bis unter 48 Stunden
8-852.31 Dauer der Behandlung 48 bis unter 96 Stunden
8-852.33 Dauer der Behandlung 96 bis unter 144 Stunden
8-852.34 Dauer der Behandlung 144 bis unter 192 Stunden
8-852.35 Dauer der Behandlung 192 bis unter 240 Stunden
8-852.36 Dauer der Behandlung 240 bis unter 288 Stunden
8-852.37 Dauer der Behandlung 288 bis unter 384 Stunden
8-852.38 Dauer der Behandlung 384 bis unter 480 Stunden
8-852.39 Dauer der Behandlung 480 bis unter 576 Stunden
8-852.3b Dauer der Behandlung 576 bis unter 768 Stunden
8-852.3c Dauer der Behandlung 768 bis unter 960 Stunden
8-852.3d Dauer der Behandlung 960 bis unter 1152 Stunden
8-852.3e Dauer der Behandlung 1152 oder mehr Stunden
8-852.4 Anwendung eines doppellumigen Katheters als Kanüle

Hinw.: Dieser Kode ist ein Zusatzkode.

Die offen chirurgische Implantation der Kanülen ist gesondert zu kodieren (5-37b ff.).

Bei offen chirurgischer Implantation ist der doppellumige Katheter als 1 Kanüle zu zählen.

8-852.5 Veno-venöse extrakorporale CO_2-Elimination

Hinw.: Die perkutane Implantation der Kanülen ist im Kode enthalten

Die offen chirurgische Implantation der Kanülen ist gesondert zu kodieren (5-37b ff.)

Spezialverfahren zur maschinellen Beatmung bei schwerem Atemversagen

Hierfür stehen folgende Kodes aus 8-714 zur Verfügung

8-714.0 Inhalative Stickstoffmonoxid-Therapie
- .00 Dauer der Behandlung bis unter 48 Stunden
- .01 Dauer der Behandlung 48 bis unter 96 Stunden
- .02 Dauer der Behandlung 96 Stunden und mehr

8-714.1 Oszillationsbeatmung

8-714.x Sonstige

8-714.y N.n. bez.

4.12.2 Intensivmedizinische Komplexbehandlung

Die intensivmedizinische Komplexbehandlung wurde erstmals 2005 als OPS-Schlüssel implementiert. Diese Dokumentation dieses Kodes ist sehr umfangreich, und hierzu ist die tägliche Anwendung der beiden Scoring-Systeme SAPS (Simplified Acute Physiology Score) und TISS (Therapeutic Intervention Scoring System) bei jedem Intensivpatienten erforderlich. Bei einigen DRGs entsteht durch die Kodierung von intensivmedizinischen Aufwandspunkten eine erlösrelevante Eingruppierung der Fälle. Es wurden Zwischenschritte eingeführt, die in Zukunft eine weitere Feineinteilung als Splitkriterium erlauben. Bei der Anwendung der Scores und Kodierung der Aufwandspunkte sind die voraussetzenden Struktur- bzw. Mindestmerkmale zu beachten:

8-980 Intensivmedizinische Komplexbehandlung (Basisprozedur)

Exkl: Intensivüberwachung ohne akute Behandlung lebenswichtiger Organsysteme oder kurzfristige (< 24 Stunden) Intensivbehandlung Kurzfristige (< 24 Stunden) Stabilisierung von Patienten nach operativen Eingriffen

Mindestmerkmale:

- Kontinuierliche, 24-stündige Überwachung und akute Behandlungsbereitschaft durch ein Team von Pflegepersonal und Ärzten, die in der Intensivmedizin erfahren sind und die aktuellen Probleme ihrer Patienten kennen

- Behandlungsleitung durch einen Facharzt mit der Zusatzweiterbildung „Intensivmedizin“
- Eine ständige ärztliche Anwesenheit auf der Intensivstation muss gewährleistet sein.
- Die Anzahl der Aufwandspunkte errechnet sich aus der Summe des täglichen SAPS II (ohne Glasgow Coma Scale) über die Verweildauer auf der Intensivstation (total SAPS II) plus der Summe von 10 täglich ermittelten aufwendigen Leistungen aus dem TISS-Katalog über die Verweildauer auf der Intensivstation.
- Die zu verwendenden Parameter des SAPS II und des TISS sind in den Hinweisen für die Benutzung des OPS zu finden.
- Spezielle intensivmedizinische Prozeduren, wie Transfusion von Plasma und Plasmabestandteilen, Plasmapherese und Immunadsorption, Maßnahmen im Rahmen der Reanimation u.a. sind gesondert zu kodieren.
- Dieser Kode ist für Patienten ab dem vollendeten 14. Lebensjahr

Es stehen aktuell folgende Prozeduren-Kodes aus für die Verschlüsselung der Aufwandspunkte zur Verfügung:

8-980	Intensivmedizinische Komplexbehandlung (Basisprozedur)
8-980.0	1 bis 184 Aufwandspunkte
8-980.1	185 bis 552 Aufwandspunkte
.10	185 bis 368 Aufwandspunkte
.11	369 bis 552 Aufwandspunkte
8-980.2	553 bis 1104 Aufwandspunkte
.20	553 bis 828 Aufwandspunkte
.21	829 bis 1104 Aufwandspunkte
8-980.3	1105 bis 1656 Aufwandspunkte
.30	1105 bis 1380 Aufwandspunkte
.31	1381 bis 1656 Aufwandspunkte
8-980.4	1657 bis 2208 Aufwandspunkte
.40	1657 bis 1932 Aufwandspunkte
.41	1933 bis 2208 Aufwandspunkte

8-980.5	2209 bis 2760 Aufwandspunkte
.50	2209 bis 2484 Aufwandspunkte
.51	2485 bis 2760 Aufwandspunkte
8-980.6	2761 bis 3680 Aufwandspunkte
.60	2761 bis 3220 Aufwandspunkte
.61	3221 bis 3680 Aufwandspunkte
8-980.7	3681 bis 4600 Aufwandspunkte
8-980.8	4601 bis 5520 Aufwandspunkte
8-980.9	5521 bis 7360 Aufwandspunkte
8-980.a	7361 bis 9200 Aufwandspunkte
8-980.b	9201 bis 11040 Aufwandspunkte
8-980.c	11041 bis 13800 Aufwandspunkte
8-980.d	13801 bis 16560 Aufwandspunkte
8-980.e	16561 bis 19320 Aufwandspunkte
8-980.f	19321 und mehr Aufwandspunkte

Die o. g. Kodes sind nur ab dem 14. Lebensjahr zu verwenden. Für Kinder stehen gesonderte Verschlüsselungsmöglichkeiten zur Verfügung:

8-98c Intensivmedizinische Komplexbehandlung im Kindesalter (Basisprozedur)

Hinw.: Dieser Kode gilt für Patienten, die bei stationärer Aufnahme älter als 28 Tage und schwerer als 2.500 Gramm sind, bis unterhalb des vollendeten 14. Lebensjahres.

Mindestmerkmale:

- Behandlung auf einer auf die Behandlung von intensivpflichtigen Kindern spezialisierten Einheit unter fachärztlicher Behandlungsleitung (Facharzt für Kinder und Jugendmedizin mit der Zusatzweiterbildung „Pädiatrische Intensivmedizin"). Die Stellvertretung muss auch die Zusatzweiterbildung „Pädiatrische Intensivmedizin" besitzen.
- Kontinuierliche, 24-stündige Überwachung (Monitoring von mindestens folgenden Parametern: Herzfrequenz, EKG, Blutdruck, Sauerstoffsättigung, Temperatur, Urinausscheidung) und akute Behandlungsbereitschaft durch ein

Team von Pflegepersonal und Ärzten, die in der pädiatrischen Intensivmedizin erfahren sind und die aktuellen Probleme ihrer Patienten kennen
- Eine ständige ärztliche Anwesenheit auf der Intensivstation muss gewährleistet sein
- Folgende Dienstleistungen/Konsiliardienste stehen zur Verfügung (eigene Abteilung oder fester Kooperationspartner mit kurzfristiger (max. 30-minütiger) Einsatzbereitschaft): Kinderchirurgie, Kinderkardiologie, Kinderradiologie mit Computertomographie, Neuropädiatrie, Labor und Mikrobiologie
- 24-Stunden-Verfügbarkeit von röntgenologischer und sonographischer Diagnostik und bettseitiger Routinelabordiagnostik (z. B. Blutgasanalysen, Bestimmung von Elektrolyten, Laktat)
- Spezielle intensivmedizinische Prozeduren, wie Transfusion von Plasma und Plasmabestandteilen, Plasmapherese und Immunadsorption, Maßnahmen im Rahmen der Reanimation u. a. sind gesondert zu kodieren

8-98c.0 Bis 24 Stunden
8-98c.1 Mehr als 24 bis höchstens 72 Stunden
8-98c.2 Mehr als 72 bis höchstens 120 Stunden
8-98c.3 Mehr als 120 bis höchstens 240 Stunden
8-98c.4 Mehr als 240 bis höchstens 480 Stunden
8-98c.5 Mehr als 480 bis höchstens 720 Stunden
8-98c.6 Mehr als 720 Stunden

2013 erstmals neu geschaffen wurde der Kode: 8-98f Aufwendige intensivmedizinische Komplexbehandlung. Dieser Kode stellt deutlich höhere Anforderungen als der bisherige Intensivmedizinkode. Hiermit soll wohl zukünftig die „High Level"-Intensivmedizin in einem Krankenhaus der Maximalversorgung oder der spezialisierten Schwerpunktversorgung abgebildet werden. Eine Entgeltwirksamkeit ist ab 2015 gegeben.

8-98f Aufwendige intensivmedizinische Komplexbehandlung (Basisprozedur)
Exkl.: Intensivüberwachung ohne akute Behandlung lebenswichtiger Organsysteme oder kurzfristige (< 24 Stunden) Intensivbehandlung
Kurzfristige (< 24 Stunden) Stabilisierung von Patienten nach operativen Eingriffen

Mindestmerkmale:

- Kontinuierliche, 24-stündige Überwachung und akute Behandlungsbereitschaft durch ein Team von Pflegepersonal und Ärzten, die in der Intensivmedizin erfahren sind und die aktuellen Probleme ihrer Patienten kennen.
- Behandlungsleitung durch einen Facharzt mit der Zusatzweiterbildung „Intensivmedizin", der den überwiegenden Teil seiner ärztlichen Tätigkeit auf der Intensivstation ausübt.
- Eine ständige ärztliche Anwesenheit auf der Intensivstation muss gewährleistet sein. Der Arzt der Intensivstation kann zu einem kurzfristigen Notfalleinsatz innerhalb des Krankenhauses (z. B. Reanimation) hinzugezogen werden.

24-stündige Verfügbarkeit folgender Verfahren im eigenen Klinikum:

- Apparative Beatmung
- Nicht invasives und invasives Monitoring
- Kontinuierliche oder intermittierende Nierenersatzverfahren
- Radiologische Diagnostik mittels CT, DSA oder MRT
- Interventionelle Kardiologie mit Akut-PTCA
- Endoskopie

24-stündige Verfügbarkeit von einem der folgenden drei Verfahren im eigenen Klinikum:

- Intrakranielle Druckmessung
- Transösophageale Echokardiographie
- Mikrobiologische Diagnostik

Mindestens 7 von den 9 folgenden Fachgebieten sind innerhalb von maximal 30 Minuten im Krankenhaus als klinische Konsiliardienste (klinikzugehörig oder aus benachbarten Kliniken) verfügbar: Innere Medizin, Kardiologie, Gastroenterologie, Neurologie, Anästhesiologie, Viszeralchirurgie, Unfallchirurgie, Gefäßchirurgie, Neurochirurgie

Innerhalb von maximal 30 Minuten im Krankenhaus verfügbare Leistungen von: Laboratorium, Radiologie, Blutbank

Tägliche Verfügbarkeit (auch am Wochenende) von Leistungen der Physiotherapie

Die Anzahl der Aufwandspunkte errechnet sich aus der Summe des täglichen SAPS II (ohne Glasgow Coma Scale) über die Verweildauer auf der Intensivstation (total SAPS II) plus der Summe von 10 täglich ermittelten aufwendigen Leistungen aus dem TISS-Katalog über die Verweildauer auf der Intensivstation

Die zu verwendenden Parameter des SAPS II und des TISS sind im Anhang zum OPS zu finden.

Spezielle intensivmedizinische Prozeduren, wie Transfusion von Plasma und Plasmabestandteilen, Plasmapherese und Immunadsorption, Maßnahmen im Rahmen der Reanimation u.a. sind gesondert zu kodieren.

Dieser Kode ist für Patienten, die bei stationärer Aufnahme das 14. Lebensjahr vollendet haben, anzugeben

8-98f.0	1 bis 184 Aufwandspunkte
8-98f.1	185 bis 552 Aufwandspunkte
8-98f.10	185 bis 368 Aufwandspunkte
8-98f.11	369 bis 552 Aufwandspunkte
8-98f.2	553 bis 1104 Aufwandspunkte
8-98f.20	553 bis 828 Aufwandspunkte
8-98f.21	829 bis 1104 Aufwandspunkte
8-98f.3	1105 bis 1656 Aufwandspunkte
8-98f.30	1105 bis 1380 Aufwandspunkte

8-98f.31	1381 bis 1656 Aufwandspunkte
8-98f.4	1657 bis 2208 Aufwandspunkte
8-98f.40	1657 bis 1932 Aufwandspunkte
8-98f.41	1933 bis 2208 Aufwandspunkte
8-98f.5	2209 bis 2760 Aufwandspunkte
8-98f.50	2209 bis 2484 Aufwandspunkte
8-98f.51	2485 bis 2760 Aufwandspunkte
8-98f.6	2761 bis 3680 Aufwandspunkte
8-98f.60	2761 bis 3220 Aufwandspunkte
8-98f.61	3221 bis 3680 Aufwandspunkte
8-98f.7	3681 bis 4600 Aufwandspunkte
8-98f.8	4601 bis 5520 Aufwandspunkte
8-98f.9	5521 bis 7360 Aufwandspunkte
8-98f.a	7361 bis 9200 Aufwandspunkte
8-98f.b	9201 bis 11040 Aufwandspunkte
8-98f.c	11041 bis 13800 Aufwandspunkte
8-98f.d	13801 bis 16560 Aufwandspunkte
8-98f.e	16561 bis 19320 Aufwandspunkte
8-98f.f	19321 und mehr Aufwandspunkte

4.12.3 Komplexbehandlung bei Besiedlung oder Infektion mit multiresistenten Erregern

Auch bei der Betreuung von Patienten mit multiresistenten Erregern kann neben der korrekten ICD-Kodierung des Keimes der OPS-Kode für die Komplexbehandlung bei bestätigter Infektion mit multiresistenten Keimen von Interesse sein. Eine durchgeführte Isolierung bei vermuteter Infektion jedoch schlussendlich negativem mikrobiologischen Befund kann nicht kodiert werden. Hierbei gilt ebenfalls die Beachtung der entsprechenden Mindestmerkmale zur Anwendung dieses Kodes.

Mindestmerkmale:

- Behandlung durch speziell eingewiesenes medizinisches Personal, in Zusammenarbeit mit dem Krankenhaushygieniker und/oder der/dem Krankenschwester/-pfleger für Krankenhaushygiene (Hygienefachkraft) unter Aufsicht

des Krankenhaushygienikers unter Berücksichtigung aktueller Behandlungs- und Pflegestandards
- Durchführung von speziellen Untersuchungen zur Feststellung der Trägerschaft von multiresistenten Erregern (ICD-10-GM-Kodes U80 - U82) bzw. der erfolgreichen Sanierung der Kolonisierung bzw. Infektion sowie zur Prävention einer Weiterverbreitung
- Durchführung von strikter Isolierung (Einzel- oder Kohortenisolierung) mit eigenem Sanitärbereich oder Bettstuhl bei entsprechender hygienischer Indikation (Vermeidung von Kreuzinfektionen). Die Isolierung wird aufrechterhalten, bis in drei negativen Abstrichen/Proben von Prädilektionsstellen der MRE nicht mehr nachweisbar ist. Die Abstriche/Proben dürfen nicht am gleichen Tag entnommen sein. Die jeweils aktuellen Richtlinien des Robert-Koch-Instituts sind zu berücksichtigen

Es muss ein dokumentierter durchschnittlicher Mehraufwand von mindestens 2 Stunden täglich während der Behandlungstage mit strikter Isolierung entstehen. Dazu gehören neben den oben beschriebenen Maßnahmen z. B.:
- Einsatz von erregerspezifischen Chemotherapeutika/Antibiotika
- Mindestens tägliche lokale antiseptische Behandlung der betroffenen Areale (z. B. Rachen- oder Wundsanierung; antiseptische Sanierung anderer betroffener Körperteile/Organe)
- Antiseptische Ganzkörperwäsche, bei intakter Haut mindestens täglich
- Täglicher Wechsel von Bettwäsche, Bekleidung und Utensilien der Körperpflege (Waschlappen u. ä.)
- Schutzmaßnahmen bei Betreten und Verlassen des Zimmers (zimmerbezogener Schutzkittel, Handschuhe, ggf. Mund-Nasen-Schutz, einschleusen, ausschleusen etc.)
- Ggf. mehrmals tägliche Desinfektion patientennaher Flächen
- Mindestens tägliche Fußbodendesinfektion und Schlussdesinfektion
- Patienten- und Angehörigengespräche zum Umgang mit MRE
- Durchführung der diagnostischen und therapeutischen Maß-

nahmen unter besonderen räumlich-organisatorischen Bedingungen (z. B. im Patientenzimmer anstelle im Funktionsbereich; wenn in Funktionsbereichen, dann mit unmittelbar anschließender Schlussdesinfektion)

Nachfolgende Prozeduren-Kodes aus 8-987- stehen zur Verfügung:

8-987.0 Komplexbehandlung auf spezieller Isoliereinheit
.00 bis zu 6 Behandlungstage
.01 Mindestens 7 höchstens 13 Behandlungstage
.02 Mindestens 14 höchstens 20 Behandlungstage
.03 Mindestens 21 Behandlungstage
8-987.1 Komplexbehandlung nicht auf spezieller Isoliereinheit
.10 bis zu 6 Behandlungstage
.11 Mindestens 7 höchstens 13 Behandlungstage
.12 Mindestens 14 höchstens 20 Behandlungstage
.13 Mindestens 21 Behandlungstage

4.12.4 Lagerungsbehandlung

Es wird ab der 5. Stelle die Art der Lagerungsbehandlung unterschieden. Als Hinweis wurde ergänzt, dass nur eine Behandlung zu kodieren ist, die mit einem deutlich erhöhten personellen, zeitlichen oder materiellen Aufwand verbunden sind. Eine entsprechende Dokumentation ist daher sinnvoll. Es sind folgende Kodes aus 8-390 vorhanden:

8-390 Lagerungsbehandlung

Neu wurde das Exklusivum „Lagerung auf einer Antidecubitusmatratze" eingefügt.

8-390.0 Lagerung im Spezialbett
8-390.1 Therapeutisch-funktionelle Lagerung auf neurophysiologischer Grundlage
8-390.2 Lagerung im Schlingentisch
8-390.3 Lagerung bei Schienen
8-390.4 Lagerung bei Extension

8-390.5 Lagerung im Weichlagerungsbett mit programmierbarer automatischer Lagerungshilfe
8-390.6 Lagerung im Spezialweichlagerungsbett für Schwerstbrandverletzte
8-390.x Sonstige
8-390.y N. n. bez.

4.13 Respiratorische Insuffizienz

Ausgelöst durch einen Vorstoss der Deutschen Gesellschaft für Pneumologie und Beatmungsmedizin konnte ab 2011 eine Diffenzierung der respiratorischen Insuffizienz entsprechend der Ätiologie erreicht werden.

Respiratorische Insuffizienz andernorts nicht klassifiziert

Exkl.: Atemnot beim Neugeborenen (P22.-)
Atemnotsyndrom des Erwachsenen (J80)
Atemstillstand (R09.2)
Kardiorespiratorische Insuffizienz (R09.2)
Respiratorische Insuffizienz nach medizinischen Maßnahmen (J95.-)

Modifikatoren

Die folgenden fünften Stellen sind bei den Subkategorien J96.0-J96.9 zu benutzen:

0: Typ I (hypoxisch)

1: Typ II (hyperkapnisch)

9: Typ nicht näher bezeichnet

J96.0- Akute respiratorische Insuffizienz, anderenorts nicht klassifiziert
J96.1- Chronische respiratorische Insuffizienz, anderenorts nicht klassifiziert
J96.9- Respiratorische Insuffizienz, nicht näher bezeichnet

Der Kode J96.99 Respiratorische Insuffizienz, nicht näher bezeichnet sollte nach Möglichkeit gar nicht verwendet werden.

Für postoperative Zustände ist ein Kode aus der Kategorie J95.- vorgesehen:

J95.-	Krankheiten der Atemwege nach medizinischen Maßnahmen, anderenorts nicht klassifiziert *Exkl.:* Emphysem (subkutan) als Folge einer medizinischen Maßnahme (T81.8) Lungenbeteiligung bei Strahleneinwirkung (J70.0 / J70.1)
J95.1	Akute pulmonale Insuffizienz nach Thoraxoperation
J95.2	Akute pulmonale Insuffizienz nach nicht am Thorax vorgenommener Operation
J95.3	Chronische pulmonale Insuffizienz nach Operation

4.14 Schlafapnoe

Bei der Schlafapnoe ist nach den einzelnen Entitäten zu unterscheiden und der spezifische Kode zuzuweisen. Zunächst muss zwischen organischen und nicht-organischen Schlafstörungen unterschieden werden. Meist liegt eine Zuordnung zur Kategorie G47.- vor. In manchen Fällen wird jedoch auch einmal das Pickwick-Syndrom (E66.2) zu kodieren sein. Die CPAP-Behandlung wird nicht als Beatmung kodiert, insbesondere werden keine Stundenzahlen erfasst (DKR 1001h). Es wird jedoch ein Prozedurenkode aus 8-717ff. Einstellung einer nasalen oder oronasalen Überdrucktherapie bei schlafbezogenen Atemstörungen verwendet. Seit der ICD-10-GM Version 2007 wurde die Schlafapnoe (G47.3-) auf 5-stellige Kodes erweitert, wobei die zentrale Apnoe hier mit eingeordnet wurde. Seit 2010 werden Kurzliegerfälle (bis 2 Belegungstage) bei Angabe der Prozedur „Polysomnographie" (OPS 1-790) und seit 2016 auch bei der Prozedur „Polygraphie" (OPS 1-791) unabhängig von der Hauptdiagnose der DRG E63Z zugeordnet. Bei Langliegern bleibt es weiter bei der unterschiedlichen DRG-Eingruppierung nach der Hauptdiagnose.

4.14.1 Adipositas

Der Umfang der Adipositas ist wie folgt zu differenzieren:

Kode	Titel
0	Adipositas Grad I (WHO) bei Patienten von 18 Jahren und älter Inkl.: Body-Mass-Index [BMI] von 30 bis unter 35
1	Adipositas Grad II (WHO) bei Patienten von 18 Jahren und älter Inkl.: Body-Mass-Index [BMI] von 35 bis unter 40
2	Adipositas Grad III (WHO) bei Patienten von 18 Jahren und älter Inkl.: Body-Mass-Index [BMI] von 40 und mehr
4	Adipositas bei bei Kindern und Jugendlichen von 3 Jahren bis unter 18 Jahren Inkl.: Body-Mass-Index [BMI] über dem BMI-Grenzwert des 98,0-Perzentils [P97,0] bis einschließlich des BMI-Grenzwerts des 99,5-Perzentils [P99,5]
5	extreme Adipositas bei bei Kindern und Jugendlichen von 3 Jahren bis unter 18 Jahren Inkl.: Body-Mass-Index [BMI] über dem BMI-Grenzwert des 99,5-Perzentils [P99,5]
9	Grad oder Ausmaß der Adipositas nicht näher bezeichnet

Da je nach Wahl der Hauptdiagnose bei Schlafstörungen mit mehr als 2 Belegungstagen unterschiedliche DRGs mit deutlich differenten Relativgewichten resultieren, ist hier mit besonderer Sorgfalt vorzugehen, auch im Hinblick auf Prüfungen. Daher erfolgt an dieser Stelle die ausführliche Wiedergabe des Klartextes auch psychiatrischer Diagnosen. Folgende Diagnosen stehen zur Verfügung:

E66.2- Übermäßige Adipositas mit alveolärer Hypoventilation
Pickwick-Syndrom

F51.- Nichtorganische Schlafstörungen

In vielen Fällen ist eine Schlafstörung Symptom einer anderen psychischen oder körperlichen Krankheit. Ob eine Schlafstörung bei einem bestimmten Patienten ein eigenständiges Krankheitsbild oder einfach Merkmal einer anderen Krankheit (klassifiziert anderenorts in Kapitel V oder in anderen Kapiteln) ist, sollte auf der Basis des klinischen Erscheinungsbildes, des Verlaufs sowie aufgrund therapeutischer Erwägungen und Prioritäten zum Zeitpunkt der Konsultation entschieden werden. Wenn die Schlafstörung eine der Hauptbeschwerden darstellt und als eigenständiges Zustandsbild aufgefasst wird, dann soll diese Kodierung gemeinsam mit dazugehörenden Diagnosen verwendet werden, welche die Psychopathologie und Pathophysiologie des gegebenen Falles beschreiben. Diese Kategorie umfasst nur Schlafstörungen, bei denen emotionale Ursachen als primärer Faktor aufgefasst werden, und die nicht durch anderenorts klassifizierte körperliche Störungen verursacht werden.

Exkl.: Schlafstörungen (organisch) (G47.-)

F51.0 Nichtorganische Insomnie

Insomnie ist ein Zustandsbild mit einer ungenügenden Dauer und Qualität des Schlafes, das über einen beträchtlichen Zeitraum besteht und Einschlafstörungen, Durchschlafstörungen und frühmorgendliches Erwachen einschließt. Insomnie ist ein häufiges Symptom vieler psychischer und somatischer Störungen und soll daher nur zusätzlich klassifiziert werden, wenn sie das klinische Bild beherrscht.

Exkl.: Insomnie (organisch) (G47.0)

F51.1 Nichtorganische Hypersomnie

Hypersomnie ist definiert entweder als Zustand exzessiver Schläfrigkeit während des Tages und Schlafattacken (die nicht durch eine inadäquate Schlafdauer erklärbar sind) oder durch verlängerte Übergangszeiten bis zum Wachzustand nach dem Aufwachen. Bei Fehlen einer organischen Ursache für die Hypersomnie ist dieses Zustandsbild gewöhnlich mit anderen psychischen Störungen verbunden.

Exkl.: Hypersomnie (organisch) (G47.1)

Narkolepsie (G47.4)

F51.2 Nichtorganische Störung des Schlaf-Wach-Rhythmus

Eine Störung des Schlaf-Wach-Rhythmus ist definiert als Mangel an Synchronizität zwischen dem individuellen Schlaf-Wach-Rhythmus und dem erwünschten Schlaf-Wach-Rhythmus der Umgebung. Dies führt zu Klagen über Schlaflosigkeit und Hypersomnie.

Psychogene Umkehr:

- Schlafrhythmus
- Tag-Nacht-Rhythmus
- 24-Stunden-Rhythmus

Exkl.: Störungen des Schlaf-Wach-Rhythmus (organisch) (G47.2)

F51.3 Schlafwandeln [Somnambulismus]

Schlafwandeln oder Somnambulismus ist ein Zustand veränderter Bewusstseinslage, in dem Phänomene von Schlaf und Wachsein kombiniert sind. Während einer schlafwandlerischen Episode verlässt die betreffende Person das Bett, häufig während des ersten Drittels des Nachtschlafes, geht umher, zeigt ein herabgesetztes Bewusstsein, verminderte Reaktivität und Geschicklichkeit. Nach dem Erwachen besteht meist keine Erinnerung an das Schlafwandeln mehr.

F51.4 Pavor nocturnus
Nächtliche Episoden äußerster Furcht und Panik mit heftigem Schreien, Bewegungen und starker autonomer Erregung. Die betroffene Person setzt sich oder steht mit einem Panikschrei auf, gewöhnlich während des ersten Drittels des Nachtschlafes. Häufig stürzt sie zur Tür wie um zu entfliehen, meist aber ohne den Raum zu verlassen. Nach dem Erwachen fehlt die Erinnerung an das Geschehen oder ist auf ein oder zwei bruchstückhafte bildhafte Vorstellungen begrenzt.

F51.5 Alpträume [Angstträume]
Traumerleben voller Angst oder Furcht, mit sehr detaillierter Erinnerung an den Trauminhalt. Dieses Traumerleben ist sehr lebhaft, Themen sind die Bedrohung des Lebens, der Sicherheit oder der Selbstachtung. Oft besteht eine Wiederholung gleicher oder ähnlicher erschreckender Alptraumthemen. Während einer typischen Episode besteht eine autonome Stimulation, aber kein wahrnehmbares Schreien oder Körperbewegungen. Nach dem Aufwachen wird der Patient rasch lebhaft und orientiert.
Angsttraumstörung

F51.8 Sonstige nichtorganische Schlafstörungen

F51.9 Nichtorganische Schlafstörung, nicht näher bezeichnet
Emotional bedingte Schlafstörung o. n. A.

G25.8- Sonstige näher bezeichnete extrapyramidale Krankheiten und Bewegungsstörungen

G25.80 Periodische Beinbewegungen im Schlaf
Periodic Limb Movements in Sleep [PLMS]

G25.81 Syndrom der unruhigen Beine [Restless-Legs-Syndrom]

G25.88 Sonstige näher bezeichnete extrapyramidale Krankheiten und Bewegungsstörungen
Stiff-man-Syndrom [Muskelstarre-Syndrom]

G47.-	Schlafstörungen Exkl.: Alpträume (F51.5) Nichtorganische Schlafstörungen (F51.-) Pavor nocturnus (F51.4) Schlafwandeln (F51.3)
G47.0	Ein- und Durchschlafstörungen Hyposomnie Insomnie
G47.1	Krankhaft gesteigertes Schlafbedürfnis Hypersomnie
G47.2	Störungen des Schlaf-Wach-Rhythmus Syndrom der verzögerten Schlafphasen Unregelmäßiger Schlaf-Wach-Rhythmus
G47.3-	Schlafapnoe Schlafapnoe: • obstruktiv • zentral Exkl.: Pickwick-Syndrom (E66.2) Schlafapnoe beim Neugeborenen (P28.3)
G47.30	Zentrales Schlafapnoe-Syndrom
G47.31	Obstruktives Schlafapnoe-Syndrom
G47.32	Schlafbezogenes Hypoventilations-Syndrom Kongenitales zentral-alveoläres Hypoventilations-Syndrom Schlafbezogene idiopathische nichtobstruktive alveoläre Hypoventilation
G47.38	Sonstige Schlafapnoe
G47.39	Schlafapnoe, nicht näher bezeichnet
G47.4	Narkolepsie und Kataplexie
G47.8	Sonstige Schlafstörungen Kleine-Levin-Syndrom
G47.9	Schlafstörung, nicht näher bezeichnet

5 Häufig vorkommende Nebendiagnosen bei pneumologischen Patienten

5.1 Schmerzen

Schmerzen sind in der Regel eine Begleiterscheinung unterschiedlicher Grunderkrankungen und werden nicht verschlüsselt, sondern die Grundkrankheit. Es gibt aber eine Ausnahmeregelung nach der DKR D003l: „Stellt ein Symptom ein eigenständiges, wichtiges Problem für die medizinische Betreuung dar, so wird es als Nebendiagnose kodiert." Wird der Patient direkt zu Schmerzbehandlung aufgenommen, wird der Kode für die Lokalisation des Schmerzes sogar als Hauptdiagnose angegeben.

R52.0 akuter Schmerz sollte nur zur Kodierung verwendet werden, wenn Lokalisation und Ursache des Schmerzes nicht bekannt sind (DKR 1806g). Ist die Lokalisation des Schmerzes bekannt, muss der lokalisationsbezogene Kode benutzt werden. Tritt der Schmerz postoperativ auf, wird er nicht extra kodiert. R52.1 chronisch unbeeinflussbarer Schmerz und R52.2 sonstiger chronischer Schmerz dürfen nur als Hauptdiagnose kodiert werden, wenn die Lokalisation nicht näher bestimmbar ist.

Beispiel
Ein Patient wird zur Behandlung chronischer, therapieresistenter Schmerzen in der Kreuzgegend aufgrund eines Knochentumors aufgenommen. Dem Patienten wird ein Rückenmarkstimulator (Einzelelektrodensystem) mit einem permanenten Einzelelektrodensystem zur epiduralen Dauerstimulation implantiert. Es wird ausschließlich der Kreuzschmerz behandelt.

Hauptdiagnose:
M54.5 Kreuzschmerz

Nebendiagnose:
C41.4 Bösartige Neubildung des Beckenknochens

Prozedur(en):

5-039.e0 Implantation oder Wechsel eines Neurostimulators zur epiduralen Rückenmarkstimulation mit Implantation oder Wechsel einer Neurostimulationselektrode, Einkanalsystem, vollimplantierbar, nicht wiederaufladbar

5-039.34 Implantation oder Wechsel eines permanenten Einzelelektrodensystems zur epiduralen Dauerstimulation, perkutan

---

Wenn die entsprechenden Voraussetzungen vorliegen, so können die Prozeduren 8-918 Multimodale Schmerztherapie, 8-919 Komplexe Akutschmerzbehandlung sowie 8-91b Multimodale schmerztherapeutische Kurzzeitbehandlung Anwendung finden.

5.2 Komplikationen bei medizinischer Behandlung

Komplikationen können nur Hauptdiagnose sein, wenn aufgrund ihres Auftretens eine erneute Aufnahme erfolgt (siehe Definition der Hauptdiagnose).

Die Gruppe T80-T88 Komplikationen bei chirurgischen Eingriffen und medizinischer Behandlung, anderenorts nicht klassifiziert soll nur verwendet werden, wenn es keinen spezifischeren Kodes aus anderen Kapiteln gibt (DKR D002d). Beispiele für solche relativ unspezifischen T-Kodes sind

T81.0 Blutung und Hämatom nach einem Eingriff, anderenorts nicht klassifiziert

T81.1 Schock während oder als Folge eines Eingriffes

T81.2 Versehentliche Stich- oder Risswunde während eines Eingriffs

T81.3 Dehiszenz oder Ruptur einer Operationswunde

T88.6 Anaphylaktischer Schock

Es ist darauf zu achten, dass für die Kodierung einer Komplikation als Nebendiagnose ein Ressourcenaufwand entstanden sein muss. Beispielsweise sollten bei einer Wundinfektion (T81.4 Infektion nach einem Eingriff) deutliche Zeichen der (purulenten) Entzündung einer chirurgischen Wunde vorhanden sein. Eine Reaktion rund um das Nahtmaterial ist von der Definition ausgeschlossen und sollte nicht kodiert werden.

In der Gruppe T80-T88 stehen oft Hinweise zu spezifischeren Kodes. Beispiele für solche weitere Diagnosen oder Kategorien für Komplikationen nach chirurgischer oder medizinischer Behandlung sind:

I97.0	Postkardiotomie-Syndrom
I97.1	Sonstige Funktionsstörungen nach kardiochirurgischem Eingriff, Schrittmachersyndrom
J90	Pleuraerguss
J95.80	Iatrogener Pneumothorax
K56.0	paralytischer Ileus
J80	Schocklunge [ARDS]
N99.0	Nierenversagen nach medizinischen Maßnahmen
E89.-	Endokrine u. Stoffwechselstörungen nach medizinischen Maßnahmen
G97.-	Krankheiten des Nervensystems nach medizinischen Maßnahmen
J95.-	Krankheiten der Atemwege nach medizinischen Maßnahmen
K91.-	Krankheiten des Verdauungssystem nach medizinischen Maßnahmen

Bei einer postoperativen Pneumonie ist der Zusatzkode U69.00!, Anderenorts klassifizierte, im Krankenhaus erworbene Pneumonie bei Patienten von 18 Jahren und älter zu verwenden. Einige Komplikationen sind durch den Kode nicht eindeutig als Komplikationen zu identifizieren. Hier ist optional zu kodieren: Y57.9! Komplikationen durch Arzneimittel oder Drogen bei korrekter Verabreichung derselben, Y82.8! Zwischenfälle durch medizinische Geräte und Produkte während diagnostischer oder therapeutischer Behandlung oder Y84.9! Zwischenfälle durch medizinische Maßnahmen, nicht näher bezeichnet ohne Angabe eines Zwischenfalls während der Maßnahme selbst.

Beispiel
Ein Patient entwickelt eine Gastritis aufgrund von ordnungsgemäß eingenommener Acetylsalicylsäure. Eine andere Ursache der Gastritis wurde nicht gefunden.

Hauptdiagnose:
K29.7 Gastritis, nicht näher bezeichnet

Nebendiagnose:
Y57.9! Komplikationen durch Arzneimittel oder Drogen

Unerwünschte Nebenwirkungen bei irrtümlicher Verabreichung oder Einnahme falscher Substanzen sowie Überdosierung dieser Substanzen werden mit Kodes aus der Gruppe T36.- bis T50.- Vergiftungen durch Arzneimittel, Drogen und biologisch aktive Substanzen verschlüsselt. Für die zusätzliche Kennzeichnung eines Krankheitsumstandes als Behandlungsfehler steht der optionale Kode Y69! Zwischenfälle bei chirurgischem Eingriff und medizinischer Behandlung zur Verfügung.

In speziellen Situationen werden folgende Kodes angewandt:

Komplikationen nach Infusionen, Transfusionen oder Injektionen

T80.0 Luftembolie nach Infusion, Transfusion oder Injektion
T80.1 Gefäßkomplikation nach Infusion, Transfusion oder Injektion
T80.2 Infektion nach Infusion, Transfusion oder Injektion
T80.3 AB0-Unverträglichkeitsreaktion
T80.4 Rh-Unverträglichkeitsreaktion
T80.5 Anaphylaktischer Schock durch Serum
T80.6 Sonstige Serumreaktionen
T80.8 Sonstige Komplikation nach Infusion, Transfusion oder Injektion.

Katheterinfektioynen
T82.7 Infektion und entzündliche Veränderung durch sonstige Geräte, Implantate oder Transplantate im Herzen und in den Gefäßen

(Die Erreger sind zusätzlich anzugeben, z. B. B95.7! Sonstige Staphylokokken als Ursache von Krankheiten, die in anderen Kapiteln klassifiziert sind.)

Katheterthrombosen

T82.8 Sonstige Komplikationen durch Prothesen, Implantate oder Transplantate im Herzen und in den Gefäßen

Nebenwirkungen bei Chemo-/Strahlentherapie

Hier ist sowohl an hämatologische und sonstige Nebenwirkungen (z. B. Strahlenpneumonitis: J70.1) zu denken. In der Vereinbarung zur Fallpauschalenverordnung 2008 findet sich hierzu eine wichtige Klarstellung:

Eine Zusammenfassung und Neueinstufung wird nicht vorgenommen bei unvermeidbaren Nebenwirkungen von Chemotherapien und Strahlentherapien im Rahmen onkologischer Behandlungen. Dies bedeutet, dass bei Wiederaufnahme nach Chemotherapie, z. B. in der Leukopenie, keine Fallzusammenführung erfolgt. Erfolgt jedoch ausschließlich die Behandlung einer isolierten Komplikation, so ist diese als Hauptdiagnose zu wählen. Das Malignom wird als Nebendiagnose verschlüsselt.

5.3 Stoffwechselerkrankungen

5.3.1 Diabetes mellitus

Es gibt verschiedene Typen des Diabetes mellitus, die in der ICD-10-GM wie folgt klassifiziert sind:

E10.- Diabetes mellitus Typ 1
E11.- Diabetes mellitus Typ 2
E12.- Diabetes mellitus in Verbindung mit Fehl- oder Mangelernährung (Malnutrition)
E13.- Sonstiger näher bezeichneter Diabetes mellitus
E14.- Nicht näher bezeichneter Diabetes mellitus

O24.0–O24.3	Diabetes mellitus in der Schwangerschaft, vorher bestehend
O24.4	Gestationsdiabetes
P70.0	Syndrom des Kindes einer Mutter mit gestationsbedingtem Diabetes mellitus
P70.1	Syndrom des Kindes einer diabetischen Mutter
P70.2	Diabetes mellitus beim Neugeborenen
R73.0	Abnormer Glukosetoleranztest

Anmerkung
Die Behandlung mit Insulin bestimmt nicht den Diabetes-Typ und ist kein Nachweis einer Insulinabhängigkeit.

Die Kategorien E10–E14 verschlüsseln an 4. Stelle mögliche Komplikationen (z. B. Koma, Nierenkomplikationen).

An 5. Stelle steht

0 für nicht als entgleist bezeichneten Diabetes mellitus,
1 für als entgleist bezeichneten Diabetes mellitus,
2 für Diabetes mellitus mit sonstigen multiplen Komplikationen, nicht als entgleist bezeichnet,
3 für Diabetes mellitus mit sonstigen multiplen Komplikationen, als entgleist bezeichnet,
4 für Diabetes mellitus mit diabetischem Fußsyndrom, nicht als entgleist bezeichnet oder
5 für Diabetes mellitus mit diabetischem Fußsyndrom, als entgleist bezeichnet.

Die fünften Stellen 0 und 1 sind mit den vierten Stellen „.2-.6" zu benutzen.

Die fünften Stellen 2-5 gelten ausschließlich für die vierte Stelle „.7". Dabei ist zu beachten, dass nicht alle Kombinationen der jeweiligen 4-stelligen Kodes mit den 5. Stellen medizinisch sinnvoll sind.

Generell sollte die spezifische Komplikation durch die zutreffende Auswahl der vierten Stelle mitverschlüsselt werden. Liegen mehrere Komplikationen (z. B. Angiopathie und Neuropathie) vor, so sollte der Diabetes mit .7 angegeben werden. Bei Komplikationen des Diabetes, für deren Beschreibung keine spezielle vierte Stelle zur Verfügung steht (z. B. die diabetische Arthropathie), sind diese mit dem .6 und nicht dem .8 Schlüssel anzugeben.

Ein Stern-Kode für eine Manifestation ist nur dann zusätzlich anzugeben, sofern sie die Definition der Nebendiagnose erfüllt (DKR 0401h).

Beispiele für Stern-Kodes bei Komplikationen des Diabetes sind:

Nierenkomplikationen (.2)

N08.3* Glomeruläre Krankheiten bei Diabetes mellitus (Diabetische Nephropathie, intrakapilläre Glomerulonephrose, Kimmelstiel-Wilson-Syndrom)

Augenkomplikationen (.3)

H28.0* Diabetische Katarakt
H36.0* Retinopathia diabetica

Neurologische Komplikationen (.4)

G59.0* Diabetische Mononeuropathie
G63.2* Diabetische Polyneuropathie
G73.0* Diabetische Amyotrophie
G99.0* Diabetische autonome Neuropathie

Periphere vaskuläre Komplikationen (.5)

I79.2* Periphere diabetische Angiopathie

Sonstige näher bezeichnete Komplikationen (.6)

M14.6* Neuropathische Arthropathie bei Diabetes mellitus

Die Angabe der fünften Stelle ist unerlässlich, um einen gültigen Kode zu erreichen:

.0 Nicht als entgleist bezeichnet
.1 Als entgleist bezeichnet

Dabei ist nicht der Blutzuckerspiegel oder der HbA1c-Wert bei Aufnahme, sondern retrospektiv die „Stoffwechsellage" des gesamten Behandlungsverlaufs in Betracht zu ziehen (DKR 0401h). Letztendlich bleibt es – bis zu einer endgültigen (sozialgerichtlichen) Definition – dem behandelnden Arzt vorbehalten, ob der individuelle, subjektive Grenzwert eingehalten wurde. Als eine Möglichkeit für einen solchen Grenzwert bietet sich an, den Diabetes im Falle einer zusätzlich erforderlichen Alt-Insulin-Gabe bei Hyperglykämie oder Glucosegabe bei Hypoglykämie als entgleist einzustufen. Die Frage der Entgleisung kann gruppierungsrelevant werden, da im Gegensatz zu allen anderen Verschlüsselungen des Diabetes mellitus derzeit die Kodes E11.90 Nicht primär insulinabhängiger Diabetes mellitus [Typ-II-Diabetes] ohne Komplikationen: Nicht als entgleist bezeichnet sowie E14.90 Nicht näher bezeichneter Diabetes mellitus ohne Komplikationen: Nicht als entgleist bezeichnet, nicht Schweregrad steigernd wirken. Die Folgen einer Überdosierung durch Antidiabetika soll durch -.6 an der vierten Stelle angegeben werden (DKR 1916k), als Nebendiagnose sind dann T38.3 Vergiftung durch Insulin und orale Blutzucker senkende Arzneimittel [Antidiabetika] anzugeben.

5.3.2 Elektrolytstörungen und Exsikkose

Nicht die Feststellung des pathologischen Laborwertes, sondern erst die Behandlungskonsequenz rechtfertigt in aller Regel die Angabe als Nebendiagnose.

Natrium

E87.0 Hyperosmolalität und Hypernatriämie
E87.1 Hypoosmolalität und Hyponatriämie

Das Syndrom der inadäquaten Sekretion von Adiuretin (SIADH) wird mit E22.2 kodiert, steht allerdings in der Kategorie E22.- Überfunktion der Hypophyse. Insofern sollte die durchaus nicht seltene paraneoplastische Hyponatriämie beim Lungenkarzinom besser mit der Kodekombination C34.1† Lungenkarzinom, Oberlappen und E90* Ernährungs- und Stoffwechselstörungen bei anderenorts klassifizierten Erkrankungen und E87.1 Hypoosmolalität und Hyponatriämie zu verschlüsseln.

Kalium

E87.5 Hyperkaliämie
E87.6 Hypokaliämie

Wenn eine Hypokaliämie medikamentös korrigiert wurde, so ist sie gemäß der DKR D003d auch als Nebendiagnose zu kodieren.

Kalzium, Magnesium

Beim Kalziumstoffwechsel wird nicht zwischen Hyper- und Hypokalziämie unterschieden. Das gleiche gilt für Magnesium:

E83.5 Störungen des Kalziumstoffwechsels
E83.4 Störungen des Magnesiumstoffwechsels

Exsikkose

Der Volumenmangel wird, sofern er nicht postoperativ mit T81.1 (Schock) anzugeben ist, mit dem Kode E86 verschlüsselt.

5.4 Herz-Kreislaufsystem

5.4.1 Arterielle Hypertonie

Die Verschlüsselung der Hypertonie (Gruppe I10 bis I15) ist fünfstellig vorzunehmen. An der fünften Stelle ist anzugeben:

.0 Ohne Angabe einer hypertensiven Krise
.1 Mit Angabe einer hypertensiven Krise

Essentielle Hypertonie

Bei der essentiellen Hypertonie ist zwischen I10.0- Benigne essentielle Hypertonie und I10.1- Maligne essentielle Hypertonie zu unterscheiden.

Hypertensive Herzkrankheit

Für die hypertensive Herzkrankheit werden die Kodes

I11.0-	Hypertensive Herzkrankheit mit Herzinsuffizienz
I11.9-	Hypertensive Herzkrankheit ohne Herzinsuffizienz

benutzt, wenn ein kausaler Zusammenhang zwischen der arteriellen Hypertonie und einer der folgenden Erkrankungen besteht (DKR 0904d):

I50.-	Herzinsuffizienz
I51.5	Myokarddegeneration
I51.6	Herz-Kreislauf-Krankheit, nicht näher bezeichnet
I51.7	Kardiomegalie
I51.8	Sonstige ungenau bezeichnete Herzkrankheiten
I51.9	Herzkrankheit, nicht näher bezeichnet

Besteht ein kausaler Zusammenhang, so wird zunächst eine dieser Schlüsselnummern angegeben, gefolgt von I11.-. Liegt eine der genannten Herzerkrankungen zusammen mit einer Hypertonie vor, ohne dass eine kausale Beziehung besteht, werden die entsprechenden Erkrankungen einzeln kodiert. Die Hauptdiagnose muss entsprechend der Definition für die Hauptdiagnose festgelegt werden.

Hypertensive Nierenerkrankung

Bei kausalem Zusammenhang zwischen arterieller Hypertonie und

N18.-	Chronischer Niereninsuffizienz
N19	Nicht näher bezeichneter Niereninsuffizienz
N26	Schrumpfniere, nicht näher bezeichnet

wird nur ein Kode aus I12.- Hypertensive Nierenkrankheit benutzt (DKR 0905d):

I12.0-	Hypertensive Nierenkrankheit mit Niereninsuffizienz
I12.9-	Hypertensive Nierenkrankheit ohne Niereninsuffizienz

Steht eine Nierenerkrankung in **kausalem Zusammenhang** zur Hypertonie, so ist ein Kode für die Nierenerkrankung (z. B. aus N18.- *Chronische Nierenkrankheit*) gefolgt von I12.- *Hypertensive Nierenkranheit* anzugeben. Wenn für die Nierenerkrankung kein anderer Kode der ICD 10 GM außer I12.- *Hypertensive Nierenkrankheit* zur Verfügung steht, wird dieser allein kodiert.

Liegen Nierenerkrankungen und Hypertonie aber ohne kausale Beziehung vor, werden Hypertonie und Nierenkrankheit einzeln kodiert.

Hypertensive Herz- und Nierenkrankheit

In Fällen, bei denen sowohl eine hypertensive Herzkrankheit (I11.-) als auch eine hypertensive Nierenkrankheit (I12.-) vorliegt, ist ein Kode für die Herzkrankheit (z. B. aus I50.- *Herzinsuffizienz*) und für die Nierenkrankheit (z. B. aus N18.- *Chronische Nierenkrankheit*) gefolgt von

I13.- Hypertensive Herz- und Nierenkrankheit

zuzuordnen. Wenn für die Herz- und Nierenerkrankung kein anderer Kode der ICD-10-GM außer I13.– *Hypertensive Herz- und Nierenkrankheit* zur Verfügung steht, wird dieser allein kodiert.

Die Hauptdiagnose ist entsprechend DKR D002 *Hauptdiagnose* festzulegen.

5.4.2 Ischämische Herzkrankheiten

Ischämische Herzerkrankungen werden nach ICD-10-GM wie folgt eingeteilt:

I20.- Angina pectoris
I21.- Akuter Myokardinfarkt
I22.- Rezidivierender Myokardinfarkt
I23.- Bestimmte akute Komplikationen nach Myokardinfarkt
I24.- Sonstige akute ischämische Herzkrankheit
I25.- Chronische ischämische Herzkrankheit

Bei der Wahl der Hauptdiagnose muss genau zwischen stabiler Angina pectoris, instabiler Angina pectoris und akutem Myokardinfarkt unterschieden werden, weil dadurch drei verschiedene DRGs angesteuert werden, falls keine Operation oder invasive Diagnostik erfolgte.

Angina pectoris
Der Kode für irgendeine Form von Angina pectoris soll vor der Koronaratheroisklerose angegeben werden, wenn beide Krankheitszustände beim Patienten vorliegen (DKR 0901f). Bei Patienten mit einer Koronaratherosklerose ohne Angina pectoris wird auch keine Angina kodiert. Angina pectoris kann auch als assoziierter Zustand vorkommen und kodiert werden.

Beispiel
Ein Patient wird mit stabiler Angina pectoris bei bekannter Koronaratherosklerose (Ein-Gefäßerkrankung) eingewiesen. Ein akuter Infarkt kann ausgeschlossen werden.

(Falls eine invasive Diagnostik erfolgte, ist selbstverständlich der entsprechende Prozedurenkode zu verwenden).

Hauptdiagnose:
I20.9 Angina pectoris, nicht näher bezeichnet

Nebendiagnose:
I25.11 Ein-Gefäßerkrankung

Entwickelt sich eine instabile Angina pectoris (I20.0) zu einem Myokardinfarkt, darf nur der Kode für den Infarkt angegeben werden. Lediglich eine Postinfarkt-Angina darf zusätzlich zu dem Infarkt mit I20.0 kodiert werden.

Wenn ein Patient mit nachgewiesenen Koronarspasmen (Prinzmetal-Angina) behandelt wird, sollte diese spezielle Form der Angina pectoris mit I20.1 Angina pectoris mit nachgewiesenem Koronarspasmus als Hauptdiagnose kodiert werden. Gegebenenfalls folgt ein Kode für die chronische ischämische Herzkrankheit.

Entwickelt der Patient einen akuten Myokardinfarkt, so geben Sie wiederum nur den Kode für den Myokardinfarkt an.

Akuter Myokardinfarkt

Die Deutschen Kodierrichtlinien definieren einen Herzinfarkt als akut, im Sinne der ICD-10-Diagnose, wenn der Verschluss höchstens vier Wochen (28 Tage) zurückliegt. I21.- Akuter Myokardinfarkt wird kodiert sowohl für den ersten Krankenhausaufenthalt zur Infarktbehandlung als auch bei Aufenthalten in anderen Akuthäusern, in die der Patient innerhalb von vier Wochen aufgenommen oder verlegt wird (DKR 0901f).

Beispiel

Krankenhaus A: Der Patient wird für die Akutbehandlung eines anteroseptalen Myokardinfarktes aufgenommen und am zweiten Tag in ein anderes Krankenhaus B verlegt.

Hauptdiagnose:
I21.0 Akuter transmuraler Myokardinfarkt der Vorderwand

Krankenhaus B: Der Patient wird zur weiteren Diagnostik und Therapie aufgenommen und am 20. Tag in Krankenhaus A zurückverlegt.

Hauptdiagnose:
I21.0 Akuter transmuraler Myokardinfarkt der Vorderwand

Krankenhaus A: Der Patient wird wieder aufgenommen und am 24. Tag nach Hause entlassen.

Hauptdiagnose:
I21.0 Akuter transmuraler Myokardinfarkt der Vorderwand

Wird ein Infarkt mehr als 28 Tage nach dem Eintritt behandelt, so wird die Schlüsselnummer I25.8 Sonstige Formen der chronischen ischämischen Herzkrankheit verwendet.

Die Kodes I21.0 bis I21.3 bezeichnen akute transmurale Infarkte

I21.0 der Vorderwand
I21.1 der Hinterwand
I21.2 an sonstigen Lokalisationen
I21.3 an nicht näher bezeichneter Lokalisation.

Der Kode I21.4 Akuter subendothelialer Myokardinfarkt bezeichnet nicht-transmurale Infarkte (Innenschichtinfarkte, Nicht-ST-Hebungsinfarkte), der betroffene Bereich des Myokards wird nicht kodiert.

Rezidivierender Myokardinfarkt

Mit der Kategorie I22.- Rezidivierender Myokardinfarkt soll ein Myokardinfarkt kodiert werden, der innerhalb von vier Wochen (28 Tage) nach einem vorangegangenen Infarkt auftritt, unabhängig davon, ob die Lokalisation dieselbe ist. An vierter Stelle wird nach der Lokalisation unterschieden.

Fortsetzung des vorhergehenden Beispiels:

Beispiel

Krankenhaus A: Der Patient wurde am 24. Tag nach akutem Vorderwandinfarkt nach Hause entlassen. Zwei Tage später kommt es zu einem Reinfarkt im Bereich der Hinterwand.

Hauptdiagnose:
I22.1 Rezidivierender Myokardinfarkt der Hinterwand

Sonstige akute ischämische Herzkrankheit

Hierunter fällt eine heterogene Gruppe von Kodes, z. B.

I24.0 Koronarthrombose ohne nachfolgenden Myokardinfarkt
I24.1 Postmyokardinfarkt-Syndrom (hiervon zu unterscheiden ist das Postkardiotomiesyndrom I97.0)
I24.8 /.9 Sonstige/Nicht näher bezeichnete akute ischämische Herzkrankheit

Chronische ischämische Herzkrankheit

Die Kategorie I25.- umfasst die koronare Herzerkrankung incl. alter Infarkte, sowie

I25.3 Herzwand-Aneurysma,
I25.4 Koronararterienaneurysma,
I25.5 Ischämische Kardiomyopathie und
I25.6 Stumme Myokardischämie.

Die atherosklerotische Herzkrankheit (I25.1-) ist fünfstellig anzugeben:

I25.10 Ohne hämodynamisch wirksame Stenosen
I25.11 Ein-Gefäßerkrankung
I25.12 Zwei-Gefäßerkrankung
I25.13 Drei-Gefäßerkrankung
I25.14 Stenose des linken Hauptstammes
I25.15 Mit stenosierten Bypass-Gefäßen
I25.16 Mit stenosierten Stents
I25.19 Nicht näher bezeichnet

Die Embolie oder nicht-atherosklerotische Okklusion eines Koronar-Bypasses wird kodiert als T82.8 Sonstige Komplikationen durch Prothesen, Implantate oder Transplantate im Herzen und in den Gefäßen.

Ein alter Myokardinfarkt (I25.2-) beschreibt die Krankengeschichte des Patienten (Anamnesekode), auch wenn er nicht im Z-Kode-Kapitel (XXI) der ICD-10-GM enthalten ist. Er sollte nur dann zusätzlich kodiert werden, wenn er Bedeutung für die laufende Behandlung hat. Er wird fünfstellig nach Dauer der vergangenen Zeit kodiert:

I25.20 29 Tage bis unter 4 Monate zurückliegend
I25.21 4 Monate bis unter 1 Jahr zurückliegend
I25.22 1 Jahr und länger zurückliegend
I25.29 Nicht näher bezeichnet.

Bei dem Kode I25.5 Ischämische Kardiomyopathie ist zu beachten, dass alle anderen Formen der Kardiomyopathie in die Kategorien I42.- Kardiomyopathie oder I43.-* Kardiomyopathie bei anderenorts klassifizierten Krankheiten eingeordnet werden müssen.

Der Kode I25.9 Chronische ischämische Herzkrankheit, nicht näher bezeichnet kann benutzt werden, wenn keine ausreichend detaillierten Angaben vorliegen, durchaus auch in Kombination mit Z95.1 Vorhandensein eines aortokoronaren Bypasses oder Z95.5 Vorhandensein eines Implantates oder Transplantates nach koronarer Gefäßplastik. Wenn aber aufgrund früherer Eingriffe der Gefäßstatus sicher bekannt ist, kann eine Zuordnung in die Subklassifikation von I25.1- erfolgen. Die Kodes Z95.1 und Z95.5 dürfen nur benutzt werden, wenn diese Angabe für die laufende Behandlungsphase von Bedeutung ist (s. Definition der Nebendiagnose).

Linksherzinsuffizienz

Die (I50.1-) soll fünfstellig kodiert werden mit Angabe des Schweregrades nach der NYHA-Einteilung:

I50.11	Ohne Beschwerden NYHA-Stadium I
I50.12	Mit Beschwerden bei stärkerer Belastung NYHA-Stadium II
I50.13	Mit Beschwerden bei leichterer Belastung NYHA-Stadium III
I50.14	Mit Beschwerden in Ruhe NYHA-Stadium IV
I50.19	Nicht näher bezeichnet

Ein Kode aus dieser Kategorie darf Verwendung finden bei akutem Lungenödem und Angabe einer Herzinsuffizienz (I50.14 Mit Beschwerden in Ruhe), Asthma cardiale oder bei einem Linksherzversagen bzw. stark eingeschränkter Ejektionsfraktion. Tritt die im Rahmen einer koronaren Herzerkrankung auf, sollten beide Diagnosen verschlüsselt werden. Eine Herzinsuffizienz als Folge einer Hypertonie wird nachfolgend mit I11.0- Hypertensive Herzkrankheit mit (kongestiver) Herzinsuffizienz oder I11.9- Hypertensive Herzkrankheit ohne (kongestive) Herzinsuffizienz kodiert. Die Herzinsuffizienz nach chirurgischem Eingriff oder durch eine defekte Herzklappe nach Klappenoperation wird verschlüsselt mit I97.1 Sonstige Funktionsstörungen nach kardiochirurgischem Eingriff.

Ansonsten wird ein akutes Lungenödem abhängig von seiner Ursache kodiert (DKR 0902a). Der Kode J81 Lungenödem findet nur Anwendung, wenn keine und keine exogene Ursache (J68.1 Akutes Lungenödem durch chemische Substanzen, Gase, Rauch und Dämpfe) vorliegen.

5.4.3 Herzstillstand

Herz- oder Herz- und Atemstillstand sollten nur kodiert werden, wenn Wiederbelebungsmaßnahmen ergriffen wurden, unabhängig vom Ergebnis für den Patienten:

I46.0 Herzstillstand mit erfolgreicher Wiederbelebung
I46.1 Plötzlicher Herztod, so beschrieben
I46.9 Herzstillstand, nicht näher bezeichnet

Der Herzstillstand (I46.-) sollte nicht als Hauptdiagnose angegeben werden, wenn die Ursache bekannt ist. Bei der Reanimation im Rahmen eines Herzstillstandes ist außerdem die Prozedur 8-771 Kardiale Reanimation (incl. Beatmung) zu kodieren.

5.4.4 Periphere arterielle Verschlusskrankheit

Auch in der Kategorie I70.2- Atherosklerose der Extremtätenarterien wird fünfstellig – vorwiegend nach Schweregrad – verschlüsselt:

I70.20 Becken-Bein-Typ, ohne Beschwerden
Stadium I nach Fontaine
I70.21 Becken-Bein-Typ, mit belastungsinduziertem Ischämieschmerz, Gehstrecke 200 m und mehr
Stadium IIa nach Fontaine
I70.22 Becken-Bein-Typ, mit belastungsinduziertem Ischämieschmerz, Gehstrecke weniger als 200 m
Stadium IIb nach Fontaine
I70.23 Becken-Bein-Typ, mit Ruheschmerz
Stadium III nach Fontaine

I70.24 Becken-Bein-Typ, mit Ulzeration
Stadium IV nach Fontaine mit Ulzeration
Gewebedefekt begrenzt auf Haut [Kutis] und Unterhaut [Subkutis]

I70.25 Becken-Bein-Typ, mit Gangrän
Stadium IV nach Fontaine mit Gangrän
Trockene Gangrän, Stadium IVa nach Fontaine
Feuchte Gangrän, Stadium IVb nach Fontaine

I70.26 Schulter-Arm-Typ, alle Stadien

I70.29 Sonstige und nicht näher bezeichnete Atherosklerose der Extremitätenarterien
Periphere arterielle Verschlusskrankheit [pAVK] ohne Angabe eines Stadiums (nach Fontaine)
Periphere arterielle Verschlusskrankheit [pAVK] o.n.A.

Die Resteklassen I70.8 Atherosklerose sonstiger Arterien, I70.9 Generalisierte und nicht näher bezeichnete Atherosklerose oder gar I73.9 Periphere Gefäßkrankheit, nicht näher bezeichnet sollten vermieden werden.

5.4.5 Herzrhythmusstörungen

Die entsprechenden vierstelligen Kodes finden sich in den Kategorien I44.- bis I47.- und I49.- wieder. Zu beachten ist die Differenzierung des Kodes I48.- Vorhofflattern und Vorhofflattern.

I48.0 Vorhofflimmern, paroxysmal

I48.1 Vorhofflimmern, persistierend

I48.2 Vorhofflimmern, permanent

I48.3 Vorhofflattern, typisch
Inkl.: Vorhofflattern, Typ I

I48.4 Vorhofflattern, atypisch
Inkl.: Vorhofflattern, Typ II

I48.9 Vorhofflimmern und Vorhofflattern, nicht näher bezeichnet

5.5 Niereninsuffizienz

N17.- **Akutes Nierenversagen**

Inkl.: Acute Kidney Injury [AKI]
Akute Niereninsuffizienz
Akute Nierenschädigung

Die folgenden fünften Stellen sind bei den Kategorien N17.0–N17.9 zu benutzen, um das Stadium des akuten Nierenversagens anzugeben.

Nach den KDIGO-Leitlinien (Kidney Disease: Improving Global Outcomes, abgedruckt in Kidney International Supplements (2012) 2, 8–12) liegt ein akutes Nierenversagen vor, wenn mindestens eines der folgenden Kriterien erfüllt ist:

- Anstieg des Serumkreatinins über einen gemessenen Ausgangswert um mindestens 0,3 mg/dl innerhalb von 48 Stunden
- Anstieg des Serumkreatinins von einem gemessenen Ausgangswert oder anzunehmenden Grundwert des Patienten um mindestens 50 % innerhalb der vorangehenden 7 Tage
- Abfall der Urinausscheidung auf weniger als 0,5 ml/kg/h über mindestens 6 Stunden

1 **Stadium 1**

Anstieg des Serum-Kreatinins um mindestens 50 % bis unter 100 % gegenüber dem Ausgangswert innerhalb von 7 Tagen oder um mindestens 0,3 mg/dl innerhalb von 48 Stunden oder Abfall der Diurese auf unter 0,5 ml/kg/h über 6 bis unter 12 Stunden (adäquate Flüssigkeitszufuhr vorausgesetzt)

2 **Stadium 2**

Anstieg des Serum-Kreatinins um mindestens 100 % bis unter 200 % gegenüber dem Ausgangswert innerhalb von 7 Tagen oder Abfall der Diurese auf unter 0,5 ml/kg/h über mindestens 12 Stunden (adäquate Flüssigkeitszufuhr vorausgesetzt)

3 Stadium 3
Anstieg des Serum-Kreatinins um mindestens 200 % gegenüber dem Ausgangswert innerhalb von 7 Tagen oder Anstieg des Serum-Kreatinins auf mindestens 4,0 mg/dl oder Einleitung einer Nierenersatztherapie oder Abfall der glomerulären Filtrationsrate auf unter 35 ml/min/1,73 m² Körperoberfläche bei Patienten bis zur Vollendung des 18. Lebensjahres oder Abfall der Diurese auf unter 0,3 ml/kg/h über mindestens 24 Stunden oder Vorliegen einer Anurie über mindestens 12 Stunden (adäquate Flüssigkeitszufuhr vorausgesetzt)

N17.0- Akutes Nierenversagen mit Tubulusnekrose
[5. Stelle: 1-3,9]
Inkl.: Tubulusnekrose:
- akut
- renal
- o.n.A.

N17.1- Akutes Nierenversagen mit akuter Rindennekrose
[5. Stelle: 1-3,9]
Inkl.: Rindennekrose:
- akut
- renal
- o.n.A.

N17.2- Akutes Nierenversagen mit Marknekrose
[5. Stelle: 1-3,9]
Inkl.: Papillen- [Mark-] Nekrose:
- akut
- renal
- o.n.A.

N17.8- Sonstiges akutes Nierenversagen
[5. Stelle: 1-3,9]
Inkl.: Akutes Nierenversagen mit sonstigen histologischen Befunden

N17.9- Akutes Nierenversagen, nicht näher bezeichnet
[5. Stelle: 1-3,9]
Inkl.: Akutes Nierenversagen ohne Vorliegen eines histologischen Befundes

N18.- Chronische Nierenkrankheit
Inkl.:
Chronisches Nierenversagen
Renale Retinitis† (H32.8*)
Urämisch:
- Demenz† (F02.8*)
- Neuropathie† (G63.8*)
- Perikarditis† (I32.8*)

Soll die Grundkrankheit angegeben werden, so ist eine zusätzliche Schlüsselnummer zu benutzen.

Soll das Vorliegen einer hypertensiven Nierenkrankheit angegeben werden, ist eine zusätzliche Schlüsselnummer aus I12.- oder I13.- zu benutzen.

N18.1 Chronische Nierenkrankheit, Stadium 1
Inkl.: Glomeruläre Filtrationsrate 90 ml/min/1,73 m^2 Körperoberfläche oder höher

N18.2 Chronische Nierenkrankheit, Stadium 2
Inkl.: Glomeruläre Filtrationsrate 60 bis unter 90 ml/min/1,73 m^2 Körperoberfläche

N18.3 Chronische Nierenkrankheit, Stadium 3
Inkl.: Glomeruläre Filtrationsrate 30 bis unter 60 ml/min/1,73 m^2 Körperoberfläche

N18.4 Chronische Nierenkrankheit, Stadium 4
Inkl.: Glomeruläre Filtrationsrate 15 bis unter 30 ml/min/1,73 m^2 Körperoberfläche

Präterminale Niereninsuffizienz

N18.5 Chronische Nierenkrankheit, Stadium 5
Dialysepflichtige chronische Niereninsuffizienz
Glomeruläre Filtrationsrate unter 15 ml/min/1,73 m^2 Körperoberfläche

Terminale Niereninsuffizienz

N18.8- Sonstige chronische Nierenkrankheit

N18.80 Einseitige chronische Nierenfunktionsstörung
Der relative Funktionsanteil der betroffenen Niere liegt unter 35 %.

N18.89 Sonstige chronische Nierenkrankheit, Stadium nicht näher bezeichnet

N18.9 Chronische Nierenkrankheit, nicht näher bezeichnet
Chronische Urämie, nicht näher bezeichnet
Diffuse sklerosierende Glomerulonephritis, nicht näher bezeichnet

Soll das Vorliegen einer hypertensiven Nierenkrankheit angegeben werden, so ist nachfolgend eine zusätzliche Schlüsselnummer aus I12.- oder I13.- anzugeben.

5.6 Nikotinabhängigkeit

Das Abhängigkeitssyndrom wird mit F17.2 Psychische und Verhaltensstörungen durch Tabak, Abhängigkeitssyndrom verschlüsselt, die Definition einer Nebendiagnose ist strikt zu beachten (DKR 0501e, DKR D003l). Eine diesbezügliche Beratung kann zusätzlich mit Z71 Beratung wegen Tabakmissbrauchs und Rehabilitationsmaßnahmen mit Z50.8! Rehabilitationsmaßnahmen bei Tabakmissbrauch kodiert werden. Auch hier sei der Hinweis gegeben, dass die durchgeführten Maßnahmen (z. B. Gespräch, Nikotinpflaster) schlüssig in der Krankenakte niedergelegt sein müssen.

5.7 Pflegerische Maßnahmen

Seit Einführung des DRG-Systems wurde immer wieder bemängelt, dass pflegerische Maßnahmen und insbesondere die Versorgung hochaufwendiger Patienten im System nur unzureichend abgebildet seien. Um hier eine Verbesserung zu erreichen wurden 2010 die OPS-Kodes 9-20 f. geschaffen.

Die Klassifikation wurde auch für 2016 wieder überarbeitet. Auf der Grundlage dieser Kodes wird das Zusatzentgelt ZE 130 (Hochaufwendige Pflege bei Erwachsenen) bzw. ZE 131 (Hochaufwendige Pflege bei Kindern und Jugendlichen) ausgelöst.

Die Prozeduren werden nach Altersklassen (Erwachsene, Kinder, Kleinkinder) unterteilt:

9-20 Hochaufwendige Pflege von Patienten

9-200 Hochaufwendige Pflege von Erwachsenen
Exkl.: Hochaufwendige Pflege von Kindern und Jugendlichen (PKMS-J) (9-201)
Hochaufwendige Pflege von Kleinkindern (PKMS-K) (9-202)

Hinw.: Ein Kode aus diesem Bereich ist für Patienten ab dem Beginn des 19. Lebensjahres anzugeben.

Mindestmerkmale:

- Ein Kode aus diesem Bereich ist anzugeben, wenn in einem oder mehreren Leistungsbereichen die Bedingungen des Pflegekomplexmaßnahmen-Scores für Erwachsene [PKMS-E] erfüllt sind. Die sich daraus ergebenden Aufwandspunkte werden täglich addiert. Die Gesamtanzahl der Aufwandspunkte errechnet sich aus der Summe der täglich ermittelten Punkte aus dem PKMS-E über die Verweildauer des Patienten. Aufwandspunkte, die am Aufnahme- und/oder Entlassungstag entstehen, werden mit berücksichtigt
- Die pflegerischen Leistungen werden durch examinierte Pflegefachkräfte mit dreijähriger Ausbildung oder unter deren Verantwortung erbracht
- Die zu verwendenden Parameter des PKMS-E und weitere Nutzungshinweise sind im Anhang zum OPS zu finden

Die zu verwendenden Parameter des PKMS-E und weitere Nutzungshinweise sind im Anhang zum OPS zu finden.

9-200.0 43 bis 71 Aufwandspunkte

9-200.1 72 bis 100 Aufwandspunkte
9-200.5 101 bis 129 Aufwandspunkte
9-200.6 130 bis 158 Aufwandspunkte
9-200.7 159 bis 187 Aufwandspunkte
9-200.8 188 bis 216 Aufwandspunkte
9-200.9 217 bis 245 Aufwandspunkte
9-200.a 246 bis 274 Aufwandspunkte
9-200.b 275 bis 303 Aufwandspunkte
9-200.c 304 bis 332 Aufwandspunkte
9-200.d 333 bis 361 Aufwandspunkte
9-200.e 362 und mehr Aufwandspunkte

9-201 Hochaufwendige Pflege von Kindern und Jugendlichen
Exkl.: Hochaufwendige Pflege von Erwachsenen (PKMS-E) (9-200)
Hochaufwendige Pflege von Kleinkindern (PKMS-K) (9-202)

Hinw.: Ein Kode aus diesem Bereich ist für Patienten ab dem Beginn des 7. Lebensjahres bis zum Ende des 18. Lebensjahres anzugeben. Er kann in Ausnahmefällen auch für Erwachsene angegeben werden, wenn deren Behandlung in einer Abteilung oder Klinik für Kinder- und Jugendmedizin erforderlich ist.

Mindestmerkmale:

- Ein Kode aus diesem Bereich ist anzugeben, wenn in einem oder mehreren Leistungsbereichen die Bedingungen des Pflegekomplexmaßnahmen-Scores für Kinder und Jugendliche [PKMS-J] erfüllt sind. Die sich daraus ergebenden Aufwandspunkte werden täglich addiert. Die Gesamtanzahl der Aufwandspunkte errechnet sich aus der Summe der täglich ermittelten Punkte aus dem PKMS-J über die Verweildauer des Patienten. Aufwandspunkte, die am Aufnahme- und/oder Entlassungstag entstehen, werden mit berücksichtigt
- Die pflegerischen Leistungen werden durch examinierte

Gesundheits- und Kinderkrankenpfleger/-innen mit dreijähriger Ausbildung oder unter deren Verantwortung erbracht
- Die zu verwendenden Parameter des PKMS-J und weitere Nutzungshinweise sind im Anhang zum OPS zu finden

Die zu verwendenden Parameter des PKMS-J und weitere Nutzungshinweise sind im Anhang zum OPS zu finden

9-201.0	43 bis 71 Aufwandspunkte
9-201.1	72 bis 100 Aufwandspunkte
9-201.5	101 bis 129 Aufwandspunkte
9-201.6	130 bis 158 Aufwandspunkte
9-201.7	159 bis 187 Aufwandspunkte
9-201.8	188 bis 216 Aufwandspunkte
9-201.9	217 bis 245 Aufwandspunkte
9-201.a	246 bis 274 Aufwandspunkte
9-201.b	275 bis 303 Aufwandspunkte
9-201.c	304 bis 332 Aufwandspunkte
9-201.d	333 bis 361 Aufwandspunkte
9-201.e	362 und mehr Aufwandspunkte

9-202 Hochaufwendige Pflege von Kleinkindern
Exkl.: Hochaufwendige Pflege von Erwachsenen (PKMS-E) (9-200)
Hochaufwendige Pflege von Kindern und Jugendlichen (PKMS-J) (9-201)

Hinw.: Ein Kode aus diesem Bereich ist für Patienten ab dem Beginn des 2. Lebensjahres bis zum Ende des 6. Lebensjahres anzugeben.

Mindestmerkmale:
- *Ein Kode aus diesem Bereich ist anzugeben, wenn in einem oder mehreren Leistungsbereichen die Bedingungen des Pflegekomplexmaßnahmen-Scores für Kleinkinder [PKMS-K] erfüllt sind. Die sich daraus ergebenden Aufwandspunkte werden täglich addiert. Die Gesamtanzahl der Aufwandspunkte errechnet sich aus der Summe der*

täglich ermittelten Punkte aus dem PKMS-K über die Verweildauer des Patienten. Aufwandspunkte, die am Aufnahme- und/oder Entlassungstag entstehen, werden mit berücksichtigt
- *Die pflegerischen Leistungen werden durch examinierte Gesundheits- und Kinderkrankenpfleger/-innen mit dreijähriger Ausbildung oder unter deren Verantwortung erbracht*
- *Die zu verwendenden Parameter des PKMS-K und weitere Nutzungshinweise sind im Anhang zum OPS zu finden*

Hinw.: Die zu verwendenden Parameter des PKMS-K und weitere Nutzungshinweise sind im Anhang zum OPS zu finden.

9-202.0	37 bis 71 Aufwandspunkte
.00	37 bis 42 Aufwandspunkte
.01	43 bis 56 Aufwandspunkte
.02	57 bis 71 Aufwandspunkte
9-202.1	72 bis 100 Aufwandspunkte
9-202.5	101 bis 129 Aufwandspunkte
9-202.6	130 bis 158 Aufwandspunkte
9-202.7	159 bis 187 Aufwandspunkte
9-202.8	188 bis 216 Aufwandspunkte
9-202.9	217 bis 245 Aufwandspunkte
9-202.a	246 bis 274 Aufwandspunkte
9-202.b	275 bis 303 Aufwandspunkte
9-202.c	304 bis 332 Aufwandspunkte
9-202.d	333 bis 361 Aufwandspunkte
9-202.e	362 und mehr Aufwandspunkte

Die Erfassung und insbesondere Dokumentation der einzelnen Parameter ist insgesamt sehr aufwendig, sodass die Verwendung eines EDV-gestützten Dokumentationssystems zu empfehlen ist.

5.7.1 Weitere pflegerelevante Nebendiagnosen

Keinesfalls darf die Kodierung von Diagnosen vergessen werden, die einen erhöhten Pflegeaufwand bedeuten. Hierfür bietet die ICD-10-GM eine große Auswahl von Diagnosen aus verschiedenen Kapiteln. Besonders zu beachten ist die differenzierte, fünfstellige Verschlüsselung des Dekubitus.

Einige Beispiele für Diagnosen, die vor allem von den Pflegekräften dokumentiert werden können:

L89.- Dekubitalgeschwür
Dekubitus
Druckgeschwür
Ulkus bei medizinischer Anwendung von Gips
Exkl.: Dekubitalgeschwür (trophisch) der Cervix (uteri) (N86)

Die folgenden fünften Stellen verschlüsseln bei der Kategorie L89.- die Lokalisation der Druckstellen:

0 Kopf
1 Obere Extremität
2 Dornfortsätze
3 Beckenkamm, Spina iliaca
4 Kreuzbein, Steißbein
5 Sitzbein
6 Trochanter
7 Ferse
8 Sonstige Lokalisationen der unteren Extremität
9 Sonstige und nicht näher bezeichnete Lokalisationen

L89.0- Dekubitus 1. Grades
Inkl.: Druckzone mit nicht wegdrückbarer Rötung bei intakter Haut

L89.1- Dekubitus 2. Grades
Inkl.: Dekubitus [Druckgeschwür] mit:
- Abschürfung
- Blase
- Teilverlust der Haut mit Einbeziehung von Epidermis und/oder Dermis
- Hautverlust o.n.A.

L89.2- Dekubitus 3. Grades
Dekubitus [Druckgeschwür] mit Verlust aller Hautschichten mit Schädigung oder Nekrose des subkutanen Gewebes, die bis auf die darunterliegende Faszie reichen kann

L89.3- Dekubitus 4. Grades
Dekubitus [Druckgeschwür] mit Nekrose von Muskeln, Knochen oder stützenden Strukturen (z. B. Sehnen oder Gelenkkapseln)

L89.9- Dekubitus, Grad nicht näher bezeichnet
Inkl.: Dekubitus [Druckgeschwür] ohne Angabe eines Grades

R33 Harnverhaltung

R54 Kachexie
Exkl.: Alimentärer Marasmus (E41)

R63.3 Ernährungsprobleme und unsachgemäße Ernährung

E43 Nicht näher bezeichnete erhebliche Energie- und Eiweißmangelernährung
Erheblicher Gewichtsverlust [Unterernährung] [Kachexie] bei Kindern oder Erwachsenen oder fehlende Gewichtszunahme bei Kindern, die zu einem Gewichtswert führen, der mindestens 3 Standardabweichungen unter dem Mittelwert der Bezugspopulation liegt (oder eine ähnliche Abweichung in anderen statistischen Verteilungen). Wenn nur eine Gewichtsmessung vorliegt, besteht mit hoher Wahrscheinlichkeit eine erhebliche Unterernährung, wenn der Gewichtswert 3 oder mehr Standardabweichungen unter dem Mittelwert der Bezugspopulation liegt. Erheblicher Gewichtsverlust [Unterernährung] [Kachexie] bei Kindern oder Erwachsenen oder fehlende Gewichtszunahme bei Kindern, die zu einem Gewichtswert führen, der mindestens 3 Standardabweichungen unter dem Mittelwert der Bezugspopulation liegt (oder eine ähnliche Abweichung in anderen statistischen Verteilungen). Wenn nur eine Gewichtsmessung vorliegt, besteht mit hoher Wahrscheinlichkeit eine erhebliche Unterernährung, wenn der Gewichtswert 3 oder mehr Standardabweichungen unter dem Mittelwert der Bezugspopulation liegt.

E44.0 Mäßige Energie- und Eiweißmangelernährung
Gewichtsverlust bei Kindern oder Erwachsenen oder fehlende Gewichtszunahme bei Kindern, die zu einem Gewichtswert führen, der 2 oder mehr, aber weniger als 3 Standardabweichungen unter dem Mittelwert der Bezugspopulation liegt (oder einer ähnlichen Abweichung in anderen statistischen Verteilungen). Wenn nur eine Gewichtsmessung vorliegt, besteht mit hoher Wahrscheinlichkeit eine mäßige Energie- und Eiweißmangelernährung, wenn der Gewichtswert 2 oder mehr, aber weniger als 3 Standardabweichungen unter dem Mittelwert der Bezugspopulation liegt.

E44.1	Leichte Energie- und Eiweißmangelernährung Gewichtsverlust bei Kindern oder Erwachsenen oder fehlende Gewichtszunahme bei Kindern, die zu einem Gewichtswert führen, der 1 oder mehr, aber weniger als 2 Standardabweichungen unter dem Mittelwert der Bezugspopulation liegt (oder einer ähnlichen Abweichung in anderen statistischen Verteilungen). Wenn nur eine Gewichtsmessung vorliegt, besteht mit hoher Wahrscheinlichkeit eine leichte Energie- und Eiweißmangelernährung, wenn der Gewichtswert 1 oder mehr, aber weniger als 2 Standardabweichungen unter dem Mittelwert der Bezugspopulation liegt.
Z43.0	Versorgung eines Tracheostomas
Z74.0	Eingeschränkte Mobilität Angewiesensein auf (Kranken-)Stuhl Bettlägerigkeit
Z74.1	Notwendigkeit der Hilfestellung bei der Körperpflege
Z89.-	Extremitätenverlust
Z93.8-	Vorhandensein von sonstigen künstlichen Körperöffnungen
Z93.80	Vorhandensein eines Thorakostomas
Z93.88	Vorhandensein sonstiger künstlicher Körperöffnungen
Z99.0	Langzeitige Abhängigkeit vom Aspirator
Z99.1	Langzeitige Abhängigkeit vom Respirator
Z99.3	Langzeitige Abhängigkeit vom Rollstuhl
Z99.8	Langzeitige Abhängigkeit von sonstigen unterstützenden Apparaten, medizinischen Geräten oder Hilfsmitteln

Der für die Kategorie Z99.- benutzte Begriff „langzeitig" bedeutet eine Abhängigkeit von mindestens drei Monaten.

Bei den Kodes

R15 Stuhlinkontinenz
Enkopresis o.n.A.
Exkl.: Nichtorganische Enkopresis (F98.1)

R32 Nicht näher bezeichnete Harninkontinenz
Enuresis o.n.A.
Exkl.: Nichtorganische Enuresis (F98.0)
Stressinkontinenz und sonstige näher bezeichnete Harninkontinenz (N39.3-N39.4)

ist zu beachten, dass sie nur angegeben werden können, wenn die Inkontinenz Grund für eine stationäre Behandlung ist oder eine klinische Bedeutung hat (DKR 1804f). Der Befund Inkontinenz ist von klinischer Bedeutung, wenn

- die Inkontinenz nicht als „normal" im Rahmen einer Behandlung angesehen werden kann (z. B. nach bestimmten Operationen und bei bestimmten Zuständen),
- die Inkontinenz nicht als der normalen Entwicklung entsprechend angesehen werden kann (wie z. B. bei Kleinkindern),
- die Inkontinenz bei einem Patienten mit deutlicher Behinderung oder geistiger Retardierung andauert.

Wichtige Internetadressen

Homepage des Deutschen Instituts für Medizinische Dokumentation und Information (DIMDI), Informationen zu den Klassifikationssystemen ICD-10 und OPS	http://www.dimdi.de
Homepage des Instituts für das Entgeltsystem im Krankenhaus (InEK), Informationen zum DRG-System etc.	http://www.g-drg.de
Internet-Plattform mit tagesaktuellen Informationen und Links zum Thema DRG etc.	http://www.medinfoweb.de
Internet-Plattform mit tagesaktuellen Informationen und Links zum Thema DRG etc.	http://www.mydrg.de
Internetseite des Medizincontrollings des Universitätsklinikums Münster	http://drg.uni-muenster.de
Homepage des Bundesministeriums für Gesundheit	http://www.bmg.bund.de
Internetseite der Baden-Württembergischen Krankenhausgesellschaft, enthält eine Datenbank zu häufigen Kodierfragen, die größtenteils abgestimmt ist mit den Medizinischen Diensten der Krankenkassen (MDK)	http://www.bwkg.de
Internetseite des Medizinischen Dienstes mit den Kodierempfehlungen des MDK	http://www.mdk.de/1534.htm
Internetauftritt der Deutschen Gesellschaft für Medizincontrolling (DGfM). Hier hat sich ein Fachausschuss für ordnungsgemäße Kodierung und Abrechnung (FoKA) gebildet. Dieser setzt sich mit den Kodierempfehlungen des MDK auseinander. Hier finden sich sowohl die MDK Empfehlungen wie auch die Kommentare.	http://foka.medizincontroller.de/

Stichwortverzeichnis

R

S

T

U

V

W